MÉMOIRES

DE

MÉDECINE PRATIQUE.

IMPRIMÉ CHEZ PAUL RENOUARD,
rue Garancière, n. 5.

MÉMOIRES

DE

MÉDECINE PRATIQUE

1. De la fièvre typhoïde et de son traitement ;
2. De la saignée chez les vieillards comme condition de santé ;
3. Considérations étiologiques et thérapeutiques sur les maladies de l'utérus ;
4. De la goutte et de son traitement spécifique par les préparations de colchique,

PAR LE DR Fulgence **FIÉVÉE DE JEUMONT**,

Chevalier de la Légion-d'Honneur et de plusieurs Ordres, membre de l'Académie royale de Médecine de Belgique, de la Société de Pharmacie de Paris, et de plusieurs autres Société savantes.

J'ai trop vu pour ne pas croire.

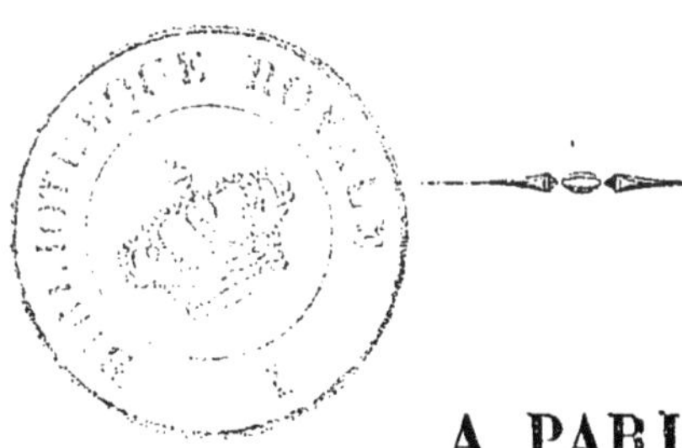

A PARIS,

CHEZ J.-B. BAILLIÈRE,

LIBRAIRE DE L'ACADÉMIE ROYALE DE MÉDECINE

RUE DE L'ÉCOLE DE MÉDECINE, 17.

A LONDRES, H. BAILLIÈRE, 219, REGENT-STREET.

1845.

PRÉFACE.

Ces mémoires ont été faits à diverses époques. Le fond de notre pensée n'ayant pas
changé, nous n'avons pas cru devoir en modifier sensiblement la forme, quand nous
nous sommes décidé à les donner à l'impression. On les trouvera donc tels à-peu-
près qu'ils se sont produits sous l'empire des
circonstances particulières à chacun : quelques notes cousues aux premiers textes, et
rien de plus.

Cet aveu explique l'incohérence de cet
opuscule, s'il ne saurait la justifier. Forcé
d'en reconnaître l'inconvénient, nous essaie-
rons de nous excuser auprès de nos lecteurs.
A franchement parler, nous ne nous sentons
aucune des qualités nécessaires pour nous pré-

senter avec succès devant le public : nous n'avons pas la toilette de notre pensée. L'habitude nous manque d'ailleurs beaucoup, quoique nous n'en soyons pas littéralement à notre coup d'essai (1), et l'idée seule de faire un livre nous a toujours épouvanté.

Aussi n'est-ce pas un livre que nous avons voulu faire : réunir en corps quelques réflexions suggérées par vingt ans d'une pratique médicale non interrompue, voilà tout notre but. Si humble qu'il soit, le motif qui nous a engagé à le poursuivre nous semble à-la-fois utile et honorable. Justement parce que certaines de nos idées étaient en contradiction avec celles d'hommes haut placés dans une science qui intéresse si vivement l'humanité, nous avons jugé non-seulement opportun, mais moral, mais tout-à-fait dans le caractère sacerdotal que comporte l'exercice de la médecine, de faire passer nos opi-

____

(1) Il faut bien, pour mémoire, dire que nous avons fait paraître un *Traité de pharmacologie magistrale,* dont le seul mérite, à nos propres yeux, est d'avoir combattu les principes exclusifs de la médecine physiologique, à une époque où elle régnait, pour ainsi parler, sans conteste. Il a paru, aussi, sous notre nom, une brochure sur la *rage.*

nions par l'épreuve de la publicité, voyant là une plus sûre manière de nous éclairer si nous sommes dans l'erreur, ou de léguer à quelque esprit mieux organisé que le nôtre le soin de faire porter à nos observations pratiques tout leur fruit, si elles avaient le bonheur d'en valoir la peine.

Cette publication n'est donc pas acte d'amour-propre, mais de conscience. Où est le médecin qui ne se soit un jour posé en lui-même la terrible question : me trompé-je? et qui, dans cette cruelle incertitude, n'ait désiré un contrôle plus sévère que celui d'un collègue se faisant un devoir, au lit du malade, de ne rien contredire, même de tout approuver? Mais, dira-t-on, qu'est-il besoin d'écrire? discutez avec les gens compétens. Nous avons observé que la discussion orale n'avait le plus souvent pour effet que de confirmer les adversaires dans leurs opinions respectives. Il n'en est pas de même de la discussion écrite : les termes restent, et sont pièces à comparaison. Aussi tel auteur, par un reste de faiblesse humaine, a l'air de dédaigner une critique vive, mais juste, qui, intérieurement, en fait son profit.

C'est assez dire que nous appelons la critique de tous nos vœux, et la tiendrons pour honneur, de quelque part qu'elle nous vienne. Et puisque nous en sommes sur le chapitre de notre confession, qu'on nous la permette entière. Ces quatre mémoires ne sont pas les seuls que nous ayons en portefeuille; d'autres suivront, en la même forme, si l'accueil fait à ceux-ci ne nous engage pas à les tenir dans l'obscurité du cabinet.

Paris, mars 1845.

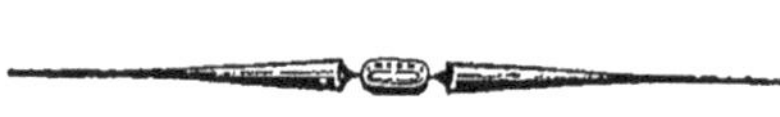

MEMOIRES

DE

MÉDECINE PRATIQUE.

I.

DE LA FIÈVRE TYPHOIDE

ET DE SON TRAITEMENT.

Il existe en Europe une maladie grave et dont l'issue est le plus souvent fatale, quand, dès son invasion et avant son premier septénaire, on n'enraie pas ses symptômes. Divers noms lui ont été donnés, et tous indiquent un état morbide alarmant. Trois époques de l'année paraissent favorables à son développement, quoique sa cause essentielle soit variable : dans l'été, elle semble être sous l'influence directe du système bilieux; en automne, sous celle du système muqueux; au printemps, elle est commandée par un système mixte compliqué de conditions nerveuses qui provoquent les accidens cérébraux. Nous avons nommé la fièvre typhoïde. Cette trinité morbide se révèle donc sous trois formes spéciales, qu'elle affecte ordinairement dans sa marche grave. Nous allons successivement les examiner.

La première pourrait être appelée humorale; mais dans un moment où l'on a peut-être trop rétabli l'empire des humeurs, spécifions bien, par cette expression, un embarras gastro-intestinal qui pervertit la fonction digestive et rend le chyle impropre à la nutrition : ainsi attaqué, l'organe intestinal s'altère, et révèle bientôt son trouble par la fièvre symptomatique. Dès-lors, l'action physiologique normale cesse en partie, et la vie générale est en souffrance; l'équilibre vital est rompu, le mouvement péristaltique s'énerve ou s'innerve, les sécrétions et les excrétions n'ont plus leurs conditions régulières. La matière qui circule dans le tube intestinal y exerce une action topique qui le blesse, surtout dans la partie où la nature a fixé un temps d'arrêt, une sorte de lieu de consignation pour les matières excrétionnelles, dans le cœcum ; c'est là, et dans le voisinage par la contiguïté, que s'établit l'élément putride, l'élément corrodant, l'élément inflammatoire toxique; là, dans cet angle intestinal, dans ce coude où la force nutritive vient encore exercer un reste d'énergie pour restituer à l'économie le peu de suc chyleux échappé aux vaisseaux lactés supérieurs. C'est donc bien de ce point que surgit tout ce qui peut donner à l'affection qui nous occupe la gravité désespérante si souvent constatée par les praticiens.

Ainsi, la région cœcale est le siége de la putridité, source elle-même de l'adynamie et de l'ataxie. L'intestin est engoué de matière fécale, délayée dans un détritus animal qui la fait passer à l'état de fermentation putride ; il en résulte des gaz irritans qui produisent les gargouillemens et les borborygmes. Cette matière est péniblement déjectée, non sous l'empire d'une action péristaltique ménagée, mais par la puissance vaginante incomplète. Le tube intestinal ne pouvant se débarrasser, les malades sont tourmentés habituellement par des évacuations qui ne les satisfont point ; les garderobes sont fétides et se présentent sous forme de purée muqueuse ou bilieuse, de couleur jaune-verdâtre ; elles irritent le tissu interne et déterminent une phlegmasie concentrée sur une portion limitée de l'intestin ; plus tard, l'issue devenant fatale, on y trouve des plaques rougeâtres, des ulcérations et jusqu'à des perforations. Les pathologistes ont reconnu dans ces lésions tout ce qu'ils ont voulu y voir, des pustules, des éruptions ; car il est hors de doute que le tissu altéré présente quelque analogie avec certains érysipèles cutanés passant d'une forme à une autre, en raison du temps, des causes, des lieux et des constitutions.

Avant de dessiner les divers aspects de cette ma-

1.

ladie, nommée tour-à-tour fièvre bilieuse grave, muqueuse, putride, maligne, ataxique, cérébrale, entéro-mésentérique, etc., et enfin typhoïde, étudions-en sommairement les causes, pour nous conformer à l'usage suivi par tous les observateurs. On peut citer, comme autant de causes en été, l'abus des boissons affaiblissantes, une nourriture trop végétale ou animale altérée, le séjour prolongé dans des lieux malsains, humides et chauds, la suppression de la transpiration; en automne, une température humide et froide, l'arrêt subit des sueurs locales ou générales, l'alimentation insuffisante ou d'une mauvaise nature, le séjour dans des lieux peu aérés, l'abus des spiritueux; à tout cela, ajoutons les chagrins de tout genre, les émotions vives, les privations, les brusques changemens d'air, de climat ou de régime, l'approche du printemps après un hiver froid, les abus énervans de toute espèce. Mais la cause prédominante est l'habitude d'éprouver de mauvaises digestions, et l'inobservance de bonnes règles hygiéniques.

Nous devons éviter dans ce mémoire tout ce qui pourrait le faire ressembler à une étude nosographique. La maladie dont nous nous occupons est parfaitement connue; toutes les intelligences médicales en ont fait le sujet de leurs méditations; il n'est pas un praticien qui ne l'ait maintes fois observée. On sait généralement que cette affection débute, dans la plupart des cas, par un embarras gastro-intestinal; qu'à son deuxième septénaire, l'état adynamique se prononce plus ou moins; et que le troisième septénaire conjure soit contre les organes thoraciques, soit contre l'encéphale : souvent ces deux états sont simultanés, avec une prédominance de l'état ataxique. Les praticiens peu exercés se laissent quelquefois devancer par des symptômes dont la marche insidieuse tarde peu à les faire repentir de cet abus de la médecine expectante : car il n'arrive pas toujours que la douleur qui accompagne la pression iliaque droite, et la fréquence du pouls, aient été précédés d'une diarrhée. C'est souvent à l'inspiration, dirigée par une sage analyse, qu'on doit de n'être pas pris au dépourvu.

Certes, nous n'admettons pas d'essentialité dans cette fièvre; elle n'est pour nous qu'un symptôme, l'expression d'un phénomène; c'est le signal d'un trouble dont les causes varient; c'est, pour nous exprimer ainsi, le tocsin physiologique, le résultat direct de la suspension, en tout ou en partie, des lois de la vitalité : terrible révolte organique, caractérisée par la lutte entre la condition normale, conservatrice, et les lésions fonctionnelles. Toutes les maladies qui atteignent l'organisme humain offrent des phénomènes analogues : mais pour se frayer une voie philosophique sûre à travers tous ces effets si compliqués, il faut marcher suivant les lois rationnelles de la nature, et accepter les trois conditions dogmatiques de la médecine, l'humorisme, le solidisme et le vitalisme : c'est en se plaçant à ses trois sommets élevés de la science qu'on peut apercevoir les phénomènes sous tous leurs aspects, et se rendre parfaitement compte de leurs variations. Nous espérons, dans cette étude de la fièvre typhoïde, faire reconnaître la justesse de ces observations.

Cette maladie, dans sa première phase, se distingue par les caractères suivans : malaise gastro-intestinal; soif irrégulière, qui souvent dégénère en une répugnance vive pour toute boisson; quelquefois soif excessive, prédominance bilieuse, appétit capricieux; déjections rares ou fréquentes, mais toujours incomplètes; abdomen étreint, peu distendu, au contraire des intestins qui le sont quelquefois par les borborygmes; tête lourde, sans douleur frontale bien marquée; engourdissement et tiraillement vers l'occiput; pouls ordinairement très fréquent; rien de ce qui constitue le *fractura virium;* peau non halitueuse, brûlante, sans être mordicante ou molle réfrigérée. Le sommet de la tête absorbe plus de calorique; la vie de relation n'est pas encore indifférente, mais ses instrumens semblent déjà avoir perdu leur active spécialité; il y a insomnie ou somnolence, avec agitation de l'âme.

La chaleur se répartit mal; les muqueuses paraissent perdre leur onctuosité; les urines sont citrines, foncées, et donnent peu à l'action différentielle du tournesol. Vers la fin de cette période gastro-intestinale, les excrétions cutanées deviennent pulvérulentes, et les urines plus alcalinisées.

Considérons le passage de cette forme, dite embarras bilieux, muqueux, et fécal, avec réaction fébrile, à la forme putride proprement dite. Au centre où afflue la matière excrétionnelle et sécrétionnelle, elle s'altère jusqu'à passer à l'état d'une décomposition complète, dite chimie morte : elle a alors la propriété d'attaquer ou d'impressionner vivement le tissu avec lequel elle est en contact, d'y produire des lésions organiques telles que celles décrites si souvent, d'y créer un centre phlegmasique spécifique, qui détruit l'action péristaltique ou vaginante, et favorise le développement des gaz délétères toxiques. Que doit-il résulter d'un tel état pathologique? L'adynamie symptomatique d'abord, et plus tard, l'adynamie idiopathique, ou organique, ou réelle. La nutrition est négative, les conditions assimilatrices sont perverties et profondément altérées : la constitution du sang est anormale; la stase sanguine se multiplie; puis vient la suffusion capillaire, causant les pétéchies rouges, violacées, lesquelles, se déclarant sur diverses parties du corps, annoncent que la vie organique est mourante, que les tissus généraux sont modifiés, les fonctions languissantes; qu'enfin toute la substance est dans le prodrome de la désorganisation.

On le voit, le cas est alors extrême; la vie nerveuse peut seule amener une réaction heureuse : elle s'émeut, se surexcite, se convulsionne, et triomphe quelquefois, si les centres nerveux ne deviennent pas à leur tour le siége idiopathique de l'intoxication. Quand cela arrive, la maladie prend la forme cérébrale; les symptômes ataxiques se multiplient, et après un combat à outrance de la force conservatrice avec la cause essentielle pathologique, après toute la série de terribles réactions qu'opposent les centres nerveux lorsqu'ils sont lésés profondément, le malade succombe.

Avant d'en venir à l'exposition des moyens que la pratique enseigne pour combattre cette cruelle maladie, hâtons-nous de dire que la médecine doit la vaincre dans la première forme, combattre dans la seconde, et résister dans la troisième; car, dans cette *ultima ratio* de la matière organique il est prudent de ne pas créer de nouvelles obligations à une nature aux abois, où les ressources de la réaction sont épuisées; les irritations factices viendraient combler la mesure des désordres; la vie étant soustraite aux lois de sa conservation, la solliciter encore par des perturbations serait en précipiter la fin. Prévenir, tel est alors l'unique rôle de la thérapeutique.

Dans ce mémoire nous n'avons pas eu le dessein de formuler complétement une série de symptômes ; nous avons voulu seulement interpréter ses formes dans l'intérèt d'une doctrine thérapeutique fondée sur la saine observation, nullement exclusive, et pas plus appropriée à tel système qu'à tout autre. La méthode numérique, qui a fait grand bruit dans ces derniers temps, bien que produite par un homme éminent, n'est rien moins que solide et vraie ; car le rationalisme qui l'a suggérée répugne aux règles de l'éclectisme, la seule méthode qui puisse répondre aux conditions si nécessairement variées, dans les sujets affectés, et des causes morbides et des moyens relatifs employés pour les combattre. La méthode numérique ne trouve son application que pour fixer les formules curatives. Je mets au défi le médecin, de quelque haute instruction qu'il soit doué, de parvenir à guérir par les mêmes moyens des maladies reconnues *à priori* semblables. Il serait même puéril d'insister sur ce point, tant il est hors de doute. La méthode des saignées, formulée par le professeur de la Charité n'est pas plus à l'abri des critiques, que la méthode purgative, que celle dite anti-septique (1).

____

(1) Le professeur de la Charité, dont nous nous plairons

Nous ne parlons pas ainsi par complaisance pour nos principes, car nous n'avons d'autre but que d'encourager les praticiens à abandonner les moyens

toujours à reconnaître les hautes lumières et le beau talent, a été entraîné en quelque sorte à se *sacrifier* à la méthode numérique, dite *positive*, par un enthousiasme dont il est, en effet, bien difficile de se défendre, quand de nombreux succès semblent le justifier. Son esprit me paraît trop éclairé, sa philosophie médicale trop profonde, et son indépendance trop grande, pour qu'il se soit mis ainsi, de propos délibéré, au centre du cercle de Popilius. Les vérités que révèlent la méthode numérique sont absolues, quant aux remèdes dont les effets expliquent une spécificité quelconque ; mais qui ne voit qu'elles ne sont que très étroitement relatives, eu égard aux maladies qui s'offrent à nous avec des conditions variables à tant de titres? Sans doute, la quinine guérit la fièvre intermittente quatre-vingt-dix fois sur cent, l'opium est généralement calmant, l'émétique fait vomir : ces actions sont constatées par la grande majorité des expériences ; mais cette statistique prouve *un effet* et non *un système*. Que la saignée coup sur coup guérisse quelquefois, souvent *même*, la fièvre typhoïde, ou pour mieux dire, que l'affection se résolve avec cette médication, d'accord, nous le voulons bien ; car nous prescrivons nous-même très souvent la saignée fractionnée, et nous dirons nos raisons ; mais que les succès de cette médication établissent la vérité d'un système, c'est faux. A ce compte, le médecin, qui ferait une théorie sur l'action de la quinine, devrait donc en voir la justification irréfragable dans les faits curatifs de celle-ci, et conclure de là à l'application de la quinine dans toutes les maladies qui recevraient une explication de son système.

exclusifs, pour se laisser guider par l'évidence dé-
duite logiquement des faits.

Il est bien démontré que, jusqu'à ce jour, cette
systématisation n'a produit que le besoin incessant
de tenter de nouveaux essais, sans créer rien d'effi-
cace dans la thérapeutique de cette fatale trinité
morbide, qu'on nomme fièvre typhoïde : aucun n'a
sanctionné ses préférences, justifié ses traitemens
plus ou moins curatifs. Chez la plupart des médecins l'incertitude est grande; traînés à la remor-
que d'opinions contradictoires, ils se soumettent
trop volontiers aux autorités prônées ou sûres
d'elles-mêmes. Les hommes de science, en général,
forment trois classes bien distinctes, abstraction
faite du mérite personnel : l'une commande et im-
pose ses opinions; une autre est toujours pressée
de croire, ce qui rend sa situation facile et peu
pénible; la troisième, enfin, est composée de gens
incapables d'agir autrement qu'en se rendant es-
claves des idées d'autrui. Sous l'empire d'un état
intellectuel aussi déplorable, il est évident que la
thérapeutique est peu militante, et reste en arrière
dans la voie du progrès, car les esprits absolus et
dominateurs qui en ont pris la suprême direction,
ne sont nullement disposés aux concessions qu'exige
la saine philosophie médicale.

Pour faire entrer nos principes du domaine de
la spéculation dans celui de la pratique, nous al-

lons étudier plus particulièrement chacune des formes de la maladie dont il est ici question. Nous avons déjà fait observer qu'il fallait sévir en toute assurance contre la première de ces formes, car le danger devenait probable dans la seconde, et imminent dans la troisième; d'où suit la nécessité d'abandonner dès l'invasion, la méthode expectante, si logique cependant quand les maladies peuvent être heureusement résolues par les seuls efforts de la nature. Il s'agit donc tout d'abord de bien étudier les prodromes de l'affection qui se présente, afin de ne pas confondre une maladie bilieuse ou biliosomuqueuse naissante, et un simple embarras gastrique avec réaction toute normale.

La différence est grande pour un clinicien heureusement inspiré, au tact sûr et à l'intelligence pratique : dans le dernier cas, l'affection n'est qu'éphémère; un vomitif, les délayans suffisent pour en triompher; la diète seule peut même atteindre ce résultat. C'est ici qu'il est dangereux d'errer; car la médication vomitive est très souvent d'une haute gravité dans ses effets, quand la fièvre est le résultat d'une affection générale.

Dès que le sujet malade sera soumis à votre examen, assurez-vous bien des signes précurseurs et des symptômes actuels; tenez compte des causes éloignées, en donnant toute l'attention possible à celles du moment; prenez note de l'état

physique et moral, et des modifications matérielles, intérieures ou extérieures : ne concluez que
nanti de toutes ces circonstances amnasnestiques ;
et si l'affection supposée est évidente, procédez
sans hésitation.

Si vous reconnaissez une céphalalgie brûlante,
plutôt frontale que sus-orbitaire, une vibration
douloureuse qui comprime la tête et rend son repos
mal assuré, une chaleur inégale, un accablement
général, une peau peu halitueuse, des frissons peu
marqués, si enfin la forme d'invasion n'a pas le
caractère franc d'une courbature fiévreuse, tout
d'abord vous pouvez être certains que l'affection
n'aura pas de résolution complète le lendemain.

La forme humorale gastrique ou intestinale étant
parfaitement reconnue, mettez le malade au lit et
à la diète la plus absolue; établissez aux extré-
mités inférieures un appel fluxionnaire non douloureux, concentrez-y une assez forte caloricité,
tenez les parties supérieures du corps dans une
convenable et douce réfrigération (trente degrés
environ), prescrivez des boissons que la bouche
appelle, que l'estomac supporte, en bonne quantité, peu à-la-fois, mais souvent ; variez les, et don-
nez la préférence aux boissons acidules non nu-
tritives, les acidules tartariques de tamarin ou de
cerises sèches, etc.; éloignez les matières gom-
meuses et amilacées, évitez soigneusement d'intro-

duire des élémens de fermentation et d'ascessence
dans les premières et secondes voies; les décoctions de chicorée à la réglisse, les infusions de
graine de lin glycéreuse, l'eau de chiendent au
sirop de groseille, les limonades, l'orangeade, le
sirop de vinaigre, les oxymels, les oxycrats et autres
boissons semblables me semblent être d'une bonne
prescription. Les lavemens répétés, les frictions
sèches sur la surface du corps, les onctions émol-
lientes sur l'abdomen, constituent la première médication. La purification de l'air de la chambre,
une température modérée, une réfrigération frontale, la rendent complète.

Souvent une excitation considérable accompagne
cette forme humorale de la fièvre bilieuse ou muqueuse. Tenant alors un compte exact de l'état du
sujet, soit par rapport à l'idiosyncrasie, soit relativement à l'âge ou au sexe, soit enfin sous
l'empire des conditions extérieures, enlevez une
partie de la masse du sang veineux, et, dans ce cas,
par fraction; car la saignée modérée, coup sur
coup, a le grand avantage de ne pas trop affaiblir;
elle n'enlève que des matériaux élémentaires de-
venus superflus, et puisque la sanguinification est
moins complète, il est important de réduire les
élémens de l'hématose. Ce n'est pas toutefois un
but anti-phlogistique que nous voulons atteindre
par la saignée : nous croyons, en cette occasion,

éviter les stases hypérémiques, rendre libre l'organe pulmonaire, et donner de la facilité aux mouvemens du cœur, en livrant à la grande circulation un sang moins modifié. Qu'on le remarque bien, c'est ici une action tutrice que nous voulons exercer, eu égard aux difficultés que doit bien rencontrer la vie générale dans les périodes adynamique et ataxique. Les saignées, s'il est prudent d'en pratiquer, ne peuvent être prescrites qu'en vue de soustraire à l'économie le sang toxique veineux, ou des élémens qui réclament une oxygénation impossible dans les conditions où se trouve l'organisme. Les saignées copieuses, dans la maladie qui nous occupe, ont le désavantage d'enlever une masse de liquide dont l'effet est de rendre bien plus facile la résorption des liquides putrides ou toxiques, ou des gaz miasmatiques gastro-intestinaux.

Puisque la saignée n'est pour nous qu'un moyen préventif, il y en a un autre à diriger contre la cause essentielle, c'est-à-dire que ces déplétions sanguines n'excluent pas la nécessité de vider le tube intestinal. L'emploi des purgatifs est à cet égard le seul rationnel, mais des purgatifs qui n'excitent pas la circulation et ne soient pas débilitans; qui, au contraire, par leur salinité, augmentent la sécrétion muqueuse, sans réagir sur les tissus séreux, et, en condimentant les matières trop disposées à se décomposer, puissent ainsi modifier leur

tendance putride. Ainsi, action neutre sur la circulation, déblaiement muqueux, propriété anti-
septique des matières salines : telles sont les trois
conditions d'une saine médication dans le cas qui
fait l'objet de notre examen.

Empêcher les matières intestinales de séjourner
dans le canal alimentaire, c'est prévenir les causes
incessantes de morbificité que la chimie morte peut
enfanter ; c'est curer un conduit consignataire
d'élémens morbides et mortels (1).

(1) Dans le cours de cette terrible affection, le ballonnement
du ventre par la dilatation flatulente des intestins lui donne encore un caractère plus alarmant; pourtant ce symptôme si grave
n'accuse pas, comme on le pense généralement, un état phlegmasique. Cette fausse appréciation a le désavantage de donner
naissance à des médications qui créent un mal pire peut-être
que celui qu'on veut vaincre. Comme nous aurons souvent
l'occasion de le remarquer et de le déplorer, pour tout sacrifier à ces entités phlegmasiques, créées systématiquement, on
est demeuré à côté des explications les plus simples, des phénomènes les plus généralement connus, comme celui dont il
s'agit ici, qui relève de la cause mécanique chimique la
plus vulgaire, c'est-à-dire le développement des gaz. On conçoit que pour combattre spécialement ce symptôme, nous
n'avons recours qu'à des moyens tout aussi simples que sa
production, savoir : des boissons froides, l'eau de préférence,
qui coercise les gaz, et la compression méthodique de l'abdomen. C'est ici le lieu de dire que notre traitement n'adopte
pas de tisane ; l'eau froide largement bue jette dans le tube
gastro-intestinal un torrent qui ne contient aucun élément

Des praticiens distingués ont eu recours aux productions chimiques, et ont employé le chlore à l'intérieur et à l'extérieur. Sans rien ôter à ces agens thérapeutiques de leur mérite, nous ne voyons en eux que des moyens qui suppriment les effets, sans rien changer à la source du mal. Il est certain qu'un corps en putréfaction est sur-le-champ modifié par le lavage à l'eau chlorurée; mais ces conditions de putridité ne tardent pas à se reproduire; car on n'a rien fait pour empêcher le fermentescible ou putrescible, qui empêche la concentration des principes toxiques, et rend les évacuations bien plus faciles. Car, répétons-le, nous ne considérons, dans ce cas morbide, le tube alimentaire que comme une voie obstruée par des matières qui s'altèrent ou sont déjà altérées; l'eau de fontaine, l'eau crue, plutôt calcaire que douce, nous paraît donc devoir être la meilleure tisane, et cette tisane a l'avantage de ne pas dégoûter le malade.

Une raison du traitement de la fièvre typhoïde par les liquides se trouve encore dans cette loi générale à laquelle obéissent les capillaires de s'abreuver dès qu'ils sont vides; de là, on voit tout de suite combien ce traitement paralyse l'absorption des principes toxiques. On ne contestera pas le phénomène que nous invoquons ici : saignez à outrance, purgez violemment, et aussitôt vous verrez se centupler la vie d'absorption, tant est impérieuse cette condition de l'équilibre des fluides de l'organisme humain. Comme on le peut penser, cette loi physiologique n'est pas étrangère au bénéfice du traitement par la saignée dans les hydropisies actives, ou épauchemens séreux de même nature.

2

développement des gaz. D'ailleurs l'action palliative ne mène à rien qu'à une sécurité déraisonnable. D'autres agens ont été mis en usage dans le but de cicatriser les ulcérations et autres désordres des plaques muqueuses : ainsi l'on a fait ingérer des préparations de sous-sulfate d'alumine. Les praticiens qui agissaient ainsi, tout estimables qu'ils soient, le faisaient en vue d'une idée plutôt que d'une réelle observation ; ils ajoutaient d'autres désordres aux plus graves préexistans, sans rien changer à la source du mal, car ils ne faisaient rien pour vider le foyer d'infection.

Dans l'affection grave dont nous suivons les caractères vrais, pour les combattre avec plus d'efficacité, nous avons remarqué, avec tous les praticiens, une large surface douloureuse dans la fosse iliaque droite, sans prétendre, toutefois, que d'autres parties ne soient pas elles-mêmes le siége d'un état douloureux. Pour combattre cette sensibilité locale, enrayer les affections graves qui s'y forment, enlever enfin une cause secondaire qui peut devenir plus grave que celle primitivement existante, nous nous hâtons, dès sa première manifestation, d'y appliquer des ventouses scarifiées à plusieurs reprises, et d'en venir à un vésicatoire volant si le mal persiste : nous n'employons cependant ce dernier moyen qu'après avoir largement usé du premier. Depuis long-temps nous

avons renoncé, en pareil cas, à l'usage des sangsues, qui affaiblissent au lieu de faire déplétion
ou de causer une dérivation suffisante.

Un plein succès couronne habituellement ce
traitement de la première phase. La maladie, si
elle n'est pas entièrement vaincue, offre peu d'accidens à redouter, et c'est alors que la médecine
expectante est la seule indiquée : la fièvre a di-
minué, le pouls bat 80 à 90 pulsations par
minute, la langue est humide, la peau n'est
plus sèche ni mordicante; les instrumens de la
vie de relation, sans être parfaitement rentrés dans
leurs fonctions normales, ont perdu leur incertitude; les sécrétions et les excrétions reparaissent,
quoique modifiées, et du 13e au 17e jour, la maladie se termine souvent par une transpiration légère de plusieurs heures. Quant aux crises, que
les anciens médecins prévoyaient, recherchaient
et attendaient, elles sont d'autant plus incertaines
qu'on a moins laissé à la nature le soin de se guérir elle-même, cure bien rare et le plus souvent
douteuse.

La forme adynamique est presque désespérante,
car les forces idiopathiques sont presque épuisées :
l'excitabilité nerveuse est négative; la nutrition a
cessé; l'hématose fournit un sang rouge très ap-
pauvri; la respiration n'a plus ni largeur ni pro-
fondeur : toutes les fonctions sont languissantes.

2.

Les instrumens de la vie physiologique sont éner-
vés, la vie de relation n'est plus incitée ; une sorte
de mutisme et d'indifférence domine le malade. La
peau devient calleuse ; la perspiration a cessé,
l'exhalation cutanée est interdite ; tout afflue et
reflue vers les tissus muqueux. L'action putride
tend à se mettre en circulation, et à jeter vers les
centres nerveux un principe mortel de destruction.
Cette agonie de la matière, si l'on peut s'exprimer
ainsi, réclame encore du médecin énergie et habi-
leté : quelquefois, sous l'influence d'une active
et heureuse inspiration, surgit une médication qui
aide le reste de vie, et frappe la cause si éminem-
ment et si souvent mortelle.

Écrivant sous l'empire d'une forte conviction,
qui ne relève que de notre propre autorité, nous ne
sentons pas le besoin d'appeler autrui à notre secours,
ni de nous placer sous l'égide de renommées passées
et même trépassées. Mais de même que nous n'étaie-
rons pas nos opinions de celles qui leur ressemblent,
nous n'irons pas en rechercher la justification dans
la critique des opinions contraires, quoique elles
nous offrissent réellement beau jeu. Cette sage
retenue nous est imposée par le désir de rester constamment en dehors du cercle des personnalités : elle
prouve notre respect pour tous les travaux accomplis
dans un but utile ; mais elle n'exclue pas notre indifférence pour ceux qui sont restés frappés dans leur

source de stérilité : heureux les hommes qui ont pu se contenter du peu de bruit qui s'est fait autour de leurs idées d'éphémère consistance, et jouir sans scrupule des avantages réels qu'elles leur ont rapportés! Nous les admirons quelquefois, nous ne les critiquons jamais, nous les plaignons toujours.

Ceci bien déclaré une fois pour toutes, nous allons aborder franchement les indications thérapeutiques que nous semble fournir la seconde phase de l'affection typhoïde, et formuler nos moyens prophylactiques et curatifs.

Dès que l'adynamie se prononce (et quel médecin, mon Dieu! pourrait ne point la reconnaître), il faut chercher à rassembler la vie, protéger les organes essentiels, alléger les obligations de la vitalité, éviter l'innervation factice, car l'innervation réelle n'en sera que plus terrible ; il faut craindre également de porter sur trop de points à-la-fois des irritations fortes, et ne pas habituer l'organisme à une action qui deviendra plus tard urgente, indispensable, pendant la suite de cette période. Il s'agit de faciliter la vie pulmonaire, d'exciter le centre de la grande circulation à l'aide des toniques, de maintenir la surface cutanée dans une douce excitabilité par des frictions stimulantes, de provoquer avec une grande modération des garderobes pour empêcher la consignation des matières, et les faire évacuer par les purgatifs salins, amarescens, sou-

vent éthérés; de produire sur l'économie générale une espèce de tonicité, au moyen de préparations de quinquina très peu concentrées, afin de
rendre leur absorption facile, et de pouvoir espérer, de l'action de ce qui ne sera pas absorbé, un
modifiant topique précieux. La marche adynamique continuant, si l'hématose devenait plus pénible, si l'aspect de la peau était plus livide, si la
respiration paraissait laborieuse, si enfin le système
nerveux avait une prédominance marquée, de très
petites saignées de quatre onces seraient avanta-
geusement prescrites. Dans cette période, la déplétion capillaire est dangereuse : pendant la putridité la
saignée fractionnelle s'alliait très bien avec les toniques, comme le quinquina, le vin, l'infusion de tran-
ches de bœuf, etc. Les frictions alcooliques sont avan-
tageuses; la réfrigération qu'elles produisent favorise
une insensible réaction, et par cela même, profitent
bien plus que les réfrigérations avec l'eau froide.
Qu'on n'oublie jamais que, pendant l'adynamie, l'é-
lectricité du corps est négative, et qu'une réfrigération puissante aurait des résultats graves. Nous conseillons, à la vérité, des bains à 28°, mais animés d'eau
de Cologne ou d'herbes aromatiques, et toujours
avec addition de chlore. Les remèdes administrés,
quelle que soit leur composition, doivent toujours
contenir une quantité voulue de cette substance :
souvent même nous en mêlons aux boissons.

Pour compléter le traitement anti-adynamique, nous avons l'habitude de prescrire les limonades nitrique et sulfurique, que rendent nécessaires les éruptions pétéchiales considérables et les suffusions sanguines. Rarement nous recourons aux vésicatoires dans l'adynamie ; nous préférons les sinaspismes (1).

La matière organique étant mourante, et les réactions difficiles, les centres nerveux sont frappés de sidération, et tout-à-coup surgit de cette asthénie générale une violente excitation. Jusqu'alors l'intoxication se préparait ; la résorption méphitique n'était que probable ; jusqu'alors enfin, on pouvait espérer de soustraire le cerveau et la moelle épinière aux désordres ataxiques. A ce point, le cas atteint sa plus haute gravité ; il devient imminemment mortel. La médecine active promet peu, la médecine expectante encore moins ; la nature ne possède plus que des élémens inaperçus de conservation, car sa dernière raison est une raison convulsive : pourtant celle-ci n'est pas toujours la dernière de la vie. Dès notre entrée en matière, nous

(1) Après l'innervation de cette fièvre grave, les accès d'intermittence se font sentir : la quinine fractionnée y remédie. Mais souvent survient une dyspepsie ascessante, et alors les absorptions alcalines modifient l'action chimique du centre digestif. Cette maladie est souvent pire que la première ; car échappé à celle-ci, le malade meurt de l'autre.

avons dit que nous redoutions la thérapeutique active, la médication énergique dans la forme ataxique : nous persistons dans cette opinion ; et cependant, devant un ennemi qui tue, faut-il donc ne pas se servir de ce qu'il reste d'armes ? Nous avouons que dans ce cas on peut jouer le tout pour le tout, comme on peut rester dans une douloureuse inactivité. Les différences dans la manière d'agir s'expliquent par le caractère des médecins, et l'on a ainsi la raison du triomphe égal, dans plusieurs cas, des deux règles opposées. Pour nous, qui écrivons ici, nous nous prononçons pour l'action, afin de ne pas déserter le ministère qui veut qu'on espère quand même. Aussi, dans la série des symptômes ataxiques, nous nous conformons encore à l'observation des phénomènes, et nous nous appliquons, dans ce cas, à faire de la médecine symptomatique.

Ainsi que nous l'avons montré, la vie nerveuse a fait émeute ; elle passe d'un centre à l'autre ; ses fonctions sont inégales, négatives ou exagérées : un organe est convulsé, l'autre manque de vitalité ; les lois physiologiques sont perverties ; les aberrations, les hallucinations, le délire violent, la réaction musculaire, offrent un spectacle aussi pénible que curieux. L'énergie factice, qui se termine par une dépression profonde de la vie, fait préjuger du danger imminent ; le pouls est inégal, fugace, vermiculaire, intermittent, redondant ; la peau est chaude, froide, humide, grasse, rugueuse ; les yeux sont hagards, rouges, humides, secs, insensibles, ou trop irritables ; la vue a tous les désordres possibles, l'ouïe des impressions anormales. Tous les instrumens de la vie de relation s'exagèrent et s'aliènent. Sous l'empire de cette anarchie organique, la vie ordinairement succombe, précédée d'une carphologie incessante.

Pour parer à tant d'affreux symptômes, pour ramener l'action libre des lois naturelles dans une machine organisée d'une matière si étonnante, digne en tout de la volonté qui l'a créée ; les moyens rationnels sont encore nombreux. Les vésicatoires, que nous avions justement repoussés, seront appliqués aux mollets et entre les épaules ; les sinapismes très excitans seront placés aux pieds et aux poignets. Les lavemens d'eau camphrée seront administrés fréquemment ; la digitale sera prescrite avec une sage modération ; l'éther sera versé largement sur le lit : l'atmosphère éthérée agira en neutralisant la trop grande excitation du cerveau (*similia similibus curantur*). Le musc, avec un véhicule tonique ammoniacalisé, sera fréquemment administré par la voie anale comme par la voie gastrique. On tâchera de créer une vie factice qui prévienne le désordre final d'une vitalité qu'un rien peut faire évanouir. Les affusions réfrigérantes sur la tête, la glace ou l'eau glacée, seront employés avec le discernement d'une pratique sage. Tous ces moyens pourront, nous ne disons pas faire un miracle dans certaines circonstances, mais ils viendront ranimer l'espoir des parens, attesteront les sollicitudes du médecin, et quelquefois récompenseront son zèle.

II.

DE LA SAIGNÉE EN GÉNÉRAL

COMME MOYEN THÉRAPEUTIQUE,

DE SES ÉQUIVALENS, ET DE LA SAIGNÉE CHEZ LES VIEILLARDS

COMME CONDITION DE SANTÉ.

La saignée, prise dans le sens le plus étendu, est un des puissans moyens pour combattre les affections locales ou générales qui se présentent sous forme phlegmasique, ou pour les prévenir. C'est aussi une médication qui tend, dans certains cas, à harmoniser la vie organique, et dans d'autres, à équilibrer la masse du sang veineux avec celle du sang rouge. La saignée n'a le plus souvent été étudiée qu'au point de vue des doctrines ou des systèmes qui, tour-à-tour, l'ont adoptée d'une manière exclusive, ou rejetée d'une façon tout aussi absolue. Subsidiairement, les opinions n'ont pas moins été partagées pour le choix du mode d'emploi : les uns ont donné une préférence sans restriction aucune à la saignée veineuse par la lancette; les autres ont cru trouver dans les sangsues un moyen plus avantageux : il en est enfin qui semblent ne pas voir de salut hors des ventouses, scarifiées ou non. Ici, encore, il est évident que la vérité a été sacrifiée au culte des faux dieux de la raison humaine ; car il est hors de doute que chacun des modes d'emploi discutés trouve son application heureuse, nécessaire même ; mais ce n'est pas le moment d'en établir la preuve.

La saignée capillaire, opérée par l'application des sangsues, date déjà de long-temps ; tout récemment, sous l'empire de la médecine physiologique, elle est devenue d'un emploi presque exclusif, sinon de la part du maître de cette doctrine, du moins chez ses adeptes ; car ceux-ci ne voyaient de maladie que dans la probabilité d'un phlegmasie gastro-intestinale, ou de tout autre viscère.

Bien que, pour notre part, nous nous soyons toujours soustraits à ces erreurs systématiques, nous conservons toute notre foi dans la valeur des annelides ; mais la saignée qu'elles déterminent n'a pas des résultats qui suppléent parfaitement à la saignée veineuse : sur ce point, notre opinion est absolue. D'abord les deux moyens attaquent des systèmes sanguins en quelque sorte différens, l'un en soustrayant du sang veineux, l'autre du sang rouge modifié, ou capillaire. Le sang veineux est toxique pour les sangsues : tout le monde sait que dès qu'elles ont percé une veinule, elles se détachent

et deviennent immobiles. La lancette, en divisant
la veine, enlève non-seulement une partie du sang
noir qui gonfle et congestionne les tissus enflam-
més ; elle soustrait aussi à l'hématose les élémens
directs d'une sanguinification oxygénée, déprime
la pléthore artérielle, amoindrit la vie nutritive, relâche le système organique général, favorise l'aug-
mentation du principe séreux, et diminue la matière plastique.

Au nombre des moyens propres à soustraire du
sang à l'économie, il faut ranger les ventouses scarifiées, qui déplacent le liquide nourricier du de-
dans à l'extérieur : celles dites sèches ne font que
transporter le sang du tissu profond des couches
charnues vers les couches superficielles : le déplacement est en raison de la surface soumise à l'opération, et de la capacité des ventouses. Dans ces
derniers temps, on a donné à cet instrument une
force considérable, force qui a pu souvent menacer
de syncope le sujet soumis à son action. Ce moyen
a paru héroïque. C'est sans doute une belle acqui-
sition pour la thérapeutique, mais il a besoin d'être
bien étudié, et surtout bien dirigé. Il est à remarquer que le sang déplacé laisse, dans les vaisseaux
qu'il a envahis, une congestion qui n'est pas de l'hyperhémie ; une grande partie de ce sang est perdu
pour la circulation et pour l'assimilation : de ceci
on peut conclure à la puissance antiphlogistique

du moyen en question, s'associant à une forte ré-
vulsion ou dérivation.

Les bains de pieds, de jambes, de mains, ou d'a-
vant-bras, peuvent aussi agir en produisant un
déplacement des liquides sanguins; cette médication porte autant sur le système veineux que sur
le système artériel, mais il arrive souvent que la
soustraction opérée ainsi n'est que temporaire (1).

En parlant des divers modes de soustraire le
sang aux organes qui en sont trop imprégnés, ou
à ceux atteints de congestion ou de fluxion, nous
n'avons pas prétendu faire de chacun de ces modes
un moyen exclusif de la médication anti-phlogistique; notre but, ainsi qu'il a été dit, est d'étudier
chacun d'eux à sa juste valeur; car il n'est pas rare
de trouver un cas de maladie réclamant *à priori*
la saignée par la lancette, *à posteriori* les ventouses

(1) Les pédiluves et les manuluves n'apportent pas toujours
des résultats aussi sûrs qu'on se les promet. Pour que la dérivation ait lieu, il faut absolument qu'une excitation durable
s'exerce sur les points d'appel; il faut aussi que la caloricité
soit rapide dans son action, autrement surviendrait la diffu-
sion du sang, et cette raréfaction aurait de graves conséquences. Le gonflement des veines annonce le plus souvent un
sang raréfié, qui occupe plus de place et qui, se reportant
alors vers ses sources, peut occasionner des accidens pires que
le mal qu'on veut combattre. On a vu souvent des apoplexies
et des hémoptysies succéder à l'emploi de ces moyens déri-
vatifs.

scarifiées ou les sangsues, et *à fortiori* les ventouses sèches, pour déplacer de la masse sanguine un excès nuisible dans un point déterminé. Les sangsues ne peuvent pas plus suppléer à la lancette et aux ventouses scarifiées que les ventouses sèches (à plus ou moins de capacité) ne peuvent interdire l'application des sangsues. Il est de toute évidence que la pneumonie, l'encéphalite, l'hypertrophie du cœur, les congestions veineuses, et en général les inflammations d'organes riches en vaisseaux artériels et en veines de gros calibres, réclament la phlébotomie; car la saignée n'enlève pas seulement les élémens directs de l'hématose, elle déprime les vaisseaux, relâche le tissu, et combat cette sorte d'étranglement pléthorique qui fait passer si facilement le tissu atteint à l'état de gangrène ou d'hépatisation, sorte de carnification qui ne permet plus de fonctionner à la partie qui en est le siège. La saignée est encore une cause d'introduction plus facile des principes aqueux et séreux dans la circulation, moyen médiat précieux pour enrayer ou amoindrir les inflammations aiguës (1).

(1) Ainsi que nous avons déjà eu l'occasion de le dire, à mesure que l'on enlève du sang à l'économie générale, on doit compter sur une absorption plus facile des liquides introduits, soit par la voie gastrique, soit par la voie anale, soit enfin par la voie cutanée. Ici, comme en tant d'autres circonstances, l'organisme humain est dominé par la loi de l'équilibre.

Appliquée rationnellement, la saignée est donc un des plus puissans instrumens de la thérapeutique; mais de même qu'on a abusé si souvent de ce remède énergique, trop souvent aussi on l'a négligé; car ce n'est que contenue dans des limites raisonnables, que la saignée peut rendre des services d'une telle importance, que fréquemment la vie du malade en dépend. Prudence, énergie et sagacité, telles sont les qualités qui doivent présider à son application. Il ne s'agit pas de considérer seulement la saignée comme une soustraction pure, simple, et soudaine, d'une certaine quantité de sang; il faut encore savoir contre quel système sanguin on la dirige, au bénéfice de quelle partie on veut la produire, sur quelle surface on peut la favoriser; si elle ne doit être que déplétive, s'il faut au contraire lui imprimer une action dérivative et révulsive; s'il est enfin nécessaire de la prescrire forte, modérée, ou presque négative : on subordonnera de même aux circonstances la question de décider si on doit rendre les saignées successives, ou en obtenir de suite un effet isolé, absolu. En tous cas on déterminera bien les quantités, on les fractionnera si cela est nécessaire; car il est de la plus grande importance, et du plus impérieux devoir, de bien saisir les indications justifiant l'usage d'une formule médicatrice, qui peut faire autant de mal qu'elle peut opérer de bien.

Après ces considérations générales sur les divers procédés d'ôter le sang dans les maladies locales, ou dans la pléthore générale, nous allons examiner plus particulièrement en lui-même chacun de ces procédés.

La saignée produite par les sangsues, saignée dont le but pratique est plutôt d'agir sur une partie limitée de l'organisme, a, dans certaines occasions, l'action la plus énergique, la plus sûre et la plus directe ; toutefois, pour obtenir un bon résultat, il faut que l'application soit déterminée par un diagnostic parfait. Cette saignée a toujours un effet heureux quand on la dirige près, sur, ou vers un organe atteint d'une phlegmasie dont l'idiopathie ne réagit pas fébrilement sur toute la circulation ; alors cette saignée, plus ou moins réitérée, peut suffire : si, au contraire, la réaction fébrile a lieu, la saignée veineuse est nécessaire, à moins que la faiblesse du sujet n'en interdise l'usage. Je n'ai pas besoin d'ajouter que la saignée, ou que le nombre des sangsues et la durée de l'écoulement du sang, doivent être en raison de l'âge, de l'hémorrhagie produite, de la structure de l'organe, et de la lésion dont il est atteint.

La saignée par les ventouses scarifiées a aussi son mode d'action générale, locale et spéciale ; et, dans certains cas donnés, elle ne peut être remplacée par aucune des saignées dont j'ai précédemment parlé. Les ventouses, comme nous le disions plus haut, répondent au besoin à trois indications ; les lésions traumatiques profondes ou externes, comme la morsure des animaux, les solutions de continuité de la périphérie au centre, demandent, pour moyen médicateur direct, un agent qui appelle au-dehors le sang en afflux vers la partie lésée, ou celui que contenait l'organe vulnéré. Cette action de pomper et de ramener au-dehors des liquides qui, épanchés, seraient une source d'altération d'autant plus grave qu'elle serait profonde, cet appel révulsif et déplétif est une heureuse application thérapeutique. Avec les ventouses scarifiées, on donne à la saignée locale une mesure mieux limitée ; on ajoute ensuite à l'effet de la saignée une irritation durable, un gonflement fluxionnaire, qui ne sont pas étrangers, dans certaines occasions, au bénéfice de la soustraction du sang. L'application sur des trajets veineux peut rendre la saignée plus immédiate et d'un effet plus général.

Les ventouses sèches, petites et grosses, celles proposées par M. Junod et autres, dites monstres, ne donnent pas lieu à des opérations sanglantes ; elles n'agissent que par déplacement, en raison de leurs forces : elles enlèvent d'abord aux vaisseaux capillaires, et plus tard aux gros vaisseaux si les appareils sont énergiques, des quantités, relatives entre elles et plus ou moins considérables, de sang

artériel et de sang veineux, et les humeurs conte-
nues dans les tissus; car, dans cette circonstance,
tous les liquides tenus en suspension sont appelés
au dehors par l'action directe des ventouses, pour
y former soit une stase, soit une congestion, soit
une irritation fluxionnaire. Ce déplacement du
sang produit peu d'affaiblissement consécutif; s'il
cause une certaine faiblesse, c'est directement :
pour accepter cette assertion, il faut croire en effet
au retour du sang; toutefois ce retour n'est pas
complet : une grande partie est passée à des conditions d'altération, et ce sang-là ne rentre dans la
vie commune que sous l'empire de la loi de résorption.

Cette manière de soustraire le sang aux organes,
cette espèce de saignée passive, a et aura des avantages bien marqués, quand les indications seront
précises et les cas de maladies bien choisis. Les
ventouses sèches sont aussi d'un emploi très important dans les inoculations traumatiques des
virus ou des substances toxiques, comme dans les
morsures d'animaux venimeux.

Au nombre des méthodes de déplétion sanguine
qu'une thérapeutique ingénieuse peut accepter, se
trouve l'emploi des piqûres à l'aide d'une lancette
ordinaire ou d'une lancette à inoculation : cette
opération sanglante a pour but un dégorgement
qui déprime la turgescence de la partie affectée, et

3.

favorise une résolution, en établissant sur plusieurs points une irritation superficielle. Les affections appelées à tort *orchites*, les engorgemens des glandes, les tumeurs blanches qu'on peut atteindre, celles qui annoncent des abcès froids, les chutes du rectum avec étranglement, les tumeurs hémorrhoïdales étranglées ou très rénittentes, doivent trouver dans cette opération des chances probables d'une salutaire modification, sinon un résultat tout-à-fait curatif. Il est bon de faire remarquer qu'à l'égard des tumeurs hémorrhoïdales, l'instrument doit être très étroit dans sa partie vulnérante, afin d'éviter une perte de sang trop considérable, ou une hémorrhagie difficile à vaincre.

Enfin, parmi les moyens d'extraire le sang, déjà si multipliés, il faut en citer un, que l'on doit à la spontanéité d'une amitié héroïque, si elle ne constitue pas un devoir envers son semblable; nous voulons parler de la succion de la langue et des lèvres. Ce moyen n'est utile que dans les circonstances où l'application des ventouses est difficile ou impossible. Il agit comme celle-ci, et mieux encore, quand le sang qui coule sort d'une plaie qui paraît pénétrer dans une cavité, où il faut avant tout éviter un épanchement. Cette opération n'est en général réclamée que pour les blessures qui résultent des combats singuliers dont l'arme est l'instrument tranchant ou aigu ; elle ne laisse aucune chance grave dans la santé de celui qui se dévoue, lorsque la langue ou les lèvres ne sont point affectées d'éruption ou d'altération qui puissent inoculer un principe spécifique dans le sang que la bouche a recueilli.

Il nous reste maintenant à étudier les modifications que doivent faire subir à ces diverses méthodes de saignée, la nature de la maladie qui la réclame, l'âge des sujets, leur tempérament, le sexe, la faiblesse accidentelle et les conditions particulières de la périphérie.

Commençons par apprécier la saignée proprement dite, et la manière de la pratiquer chez l'enfant au-dessous de huit ans. Par un préjugé, dont on comprend d'avance la portée, la lancette est rarement mise en usage chez le jeune enfant ; le motif semble résulter d'une moindre proportion de sang veineux chez lui que chez l'adulte, et qui permet alors facilement d'arriver à la saignée du sang artériel. Dans le très jeune âge, les organes en sont gorgés (1), comme ceux des vieillards le sont par le

(1) En raison de cette vie exubérante des capillaires cutanés que l'on remarque dans la première enfance, nous croyons que les vaccinations se font trop près de la naissance pour qu'on puisse en espérer l'évolution complète de l'action spécifique, neutralisante, du virus. Il faut, pour que le vaccin ait toute chance de succès, qu'il s'applique sur des tissus amenés à leurs parfaites conditions normales ; c'est ce qui

sang veineux : chez le premier l'activité de la respiration, et la facilité de l'oxygénation, consomment rapidement tous les élémens par l'hématose ; le vieillard, au contraire, a une respiration peu profonde; chez lui l'inspiration est languissante, les surfaces muqueuses altérées ; l'air ne trouve plus là ces réservoirs actifs; la vie devient insensiblement négative, la circulation se ralentit, le sang veineux reste dans ses réservoirs, et son action altérante se prononce fortement. Il est donc rationnel, et même plus que cela, il est nécessaire que la saignée chez l'enfant ait un effet presque direct, et qu'on puisse limiter la quantité de sang qu'on soustrait du même coup aux organes et à la circulation générale : car ici la saignée agit sur les organes plus directement que si on posait des sangsues. Quant à celles-ci, qui ne connaît leurs ravages! qui ne sait combien la saignée qu'elles occasionnent est difficile à supprimer et facile à reparaître; la vie cutanée est si grande, la capillarité est si variée, la peau a un épiderme si peu résistant, que tout semble corroborer les dangers qui en sont la suite dans certains cas, et conduire à l'anémie qui en résulte généralement. Toutefois nous persistons à dire qu'il existe des

n'existe pas dans une vaccination trop prématurée. Nous croyons donc que trois mois est, pour l'enfant, l'âge le plus rigoureusement propice à cette inoculation.

occasions où ces annelides sont formellement indiquées.

Ce qui vient d'être dit pour les sangsues n'est pas applicable aux ventouses scarifiées, non plus qu'à la grosse ventouse à déplacement considérable : chez l'enfant, les cris, l'agitation, le peu de plasticité du sang, viennent encore fortifier le principe établi sur les avantages de la phlébotomie.

Chez l'enfant, comme chez le vieillard (ainsi qu'on va le voir plus bas), le choix du genre de saignée a des indications plus absolues que chez l'adulte, où les nuances indicatives sont nombreuses et bien souvent confondues; car leur variété est pour ainsi dire infinie : la nature tempéramentaire, l'expression des vaisseaux qui se dessinent sur la périphérie du corps, leur volume, leur capacité, les mouvemens du cœur, l'étendue de ses battemens, leur développement, la prédominance pulmonaire, l'impétuosité de la circulation artérielle et son trajet irrigatoire plus ou moins complet, l'innervation, l'énervation, la vie générale et la vie particulière à chaque organe, l'état anatomique de la peau, sa négation physiologique, sa rigidité, son épaisseur, sa sécheresse, sa condition anémique ou chlorotique, sa callosité, l'obésité, l'émaciation, tous les caractères enfin qui assujettissent l'observation pratique à des règles variées, sont autant de motifs qui portent le médecin à modifier ses déterminations thérapeutiques dans l'application de la saignée à l'âge adulte : c'est ici que tous les modes connus peuvent trouver leur emploi justifié et raisonné. Chez l'adulte (à l'état normal, bien entendu), il y a équilibre entre le sang artériel et le sang veineux ; l'hématose n'a ni trop ni trop peu d'élémens de sanguinification. Le système veineux jouit encore de toute sa vie circulatoire ; la vie pulmonaire est à son summum quand l'organe est sain ; le détritus du sang veineux n'engoue pas encore les grandes ou petites veines, qui plus tard, chez le vieillard, ne sont que les réservoirs d'un sang qui devient un caput mortuum.

Ceci nous mène, sans transition, à parler de la saignée chez les vieillards, même chez ceux qui sont presque centenaires. Il faut bien que l'expérience nous soit acquise, il faut bien que nous ayons des faits nombreux par devers nous, pour que nous venions établir aussi formellement un principe qui sera pour beaucoup un paradoxe.

Si ce que nous venons de dire ne semble pas neuf, l'application que nous en ferons est nouvelle. Jusqu'ici le but pratique a cherché ses enseignemens dans la maladie même qui le réclamait, et rarement le médecin s'est préoccupé de ceux qu'apportait l'observation de l'état de santé et des modifications physiologiques amenées par les divers âges. Cependant les faits seuls constatent jusqu'à l'évidence la nécessité d'étudier la saignée, non-seulement pour répondre à la forme pathologique d'une maladie, mais aussi pour connaître tous les résultats de son application, et faire du choix de la phlébotomie une loi impérieuse ou un principe de conservation.

Nous voulons donc démontrer, proclamer même (car c'est la vie qu'on peut ainsi prolonger), que la saignée veineuse, ou la phlébotomie, doit être préférée à toute autre chez le vieillard : à cet âge, et jusqu'à la sénilité la plus reculée, l'homme est gorgé de sang noir ; car celui-ci devient en excès à mesure que l'hématose devient négative : la plus simple notion physiologique explique ce phénomène. Les vieillards périssent trop souvent par une sorte de collapsus pulmonaire, espèce d'asphyxie ou d'intoxication par le sang noir. Deux causes amènent cette condition mortelle : le ralentissement de la circulation veineuse, la diminution d'action de la vie pulmonaire ou respiratoire. L'apoplexie des vieillards est souvent la suite de l'asphyxie ; car l'hématose est moins complète, et sous l'empire d'une respiration moins oxygénée, moins active, moins profonde, le sang rouge ou artériel diminue, s'appauvrit, et laisse le sang noir en excès : alors les organes, loin d'être excités, s'engouent ou se congestionnent. Des accidens de cette nature viennent trop souvent, chez les vieillards, confirmer les opi-

nions que nous émettons. A cet âge l'hémorrhagie cérébrale n'est pas ordinairement active ;
l'hyperhémie du sang noir, portée à l'excès, la
favorise, car il y a fréquemment ramollissement.
La condition dans laquelle se trouve le ventri-
cule droit du cœur explique les accidens des
congestions veineuses consécutives. La saignée
veineuse est donc ici prophylactique, c'est-à-dire
qu'elle enlève à l'organisme de l'homme sénile
une cause naturelle de destruction, le trop-plein
des élémens que la sanguinification ou la chimie
pulmonaire ne peut plus oxygéner. On soustrait
ainsi l'homme aux fâcheuses conditions dans lesquelles tombent les lois de la conservation ; en
un mot, dans ce cas, la phlébotomie relève la fin
de la vie, et rajeunit les instrumens qui fonction-
nent sous l'empire du principe vital.

En général, une cause presque naturelle produit
les états pénibles de la circulation centrale chez
le vieillard : c'est l'hypertrophie du cœur. De nombreux signes et certains symptômes accusent la
pléthore veineuse ; dès qu'ils sont constatés, et pour
un observateur attentif c'est chose facile, il est important de soustraire l'organisme à la fâcheuse
influence que le sang noir exerce sur la vie en général, et sur le cerveau particulièrement ; lui enlever une partie de ce sang noir, c'est éloigner ses
misères organiques ; c'est, si on le veut, ramener

en lui, sinon une vie juvénile, au moins une nouvelle activité dans les ressorts de la vie ; c'est ten-
dre et équilibrer de nouveau l'agent qui vivifie la
force nutritive de la conservation.

Nous pourrions citer cent faits recueillis dans notre pratique qui peuvent confirmer *à priori*, et sans
examen, cette belle vérité pratique. Nous appelons
l'attention des médecins sur un sujet si important;
nous espérons que ces considérations sur la saignée
du vieillard prendront à leurs yeux une haute valeur pratique, car nous devons déclarer, en finis-
sant, qu'elles nous ont été suggérées plutôt par l'é-
tude des faits que par l'élaboration d'une théorie
spéculative.

III.

CONSIDÉRATIONS ÉTIOLOGIQUES ET THÉRAPEUTIQUES

SUR LES

MALADIES DE L'UTÉRUS.

La question soumise à notre étude dans ce mémoire médico-chirurgical est grave, difficile, et susceptible de jeter dans le monde médical des élémens de discussion irritante ou passionnée; car, il faut l'avouer, elle est encore tout entière à résoudre, au point de vue pratique comme au point de vue étiologique. Cette incertitude a fait naître une grande discordance dans l'application des moyens thérapeutiques, et les opinions sont si tranchées à cet égard, on trouve chez les spécialistes des systèmes formulés d'une manière si absolue, qu'il suffit de désigner la méthode pour en nommer le médecin. Etat des plus fâcheux pour l'art de guérir, et qui réalise, surtout dans le cas qui nous occupe, le fameux dicton : Hippocrate dit *oui*, Galien dit *non*.

En médecine, les opinions peuvent et doivent

varier ; le raisonnement spécule sur un grand inconnu, et crée des convictions qui sont d'autant plus indiscutables qu'elles s'appuient sur des termes moins bien définis. Mais en chirurgie, où les instrumens de l'exploration voient et touchent l'objet de la science, il semblerait que les méthodes, moins soumises aux hasards de la logique, dussent, pour cela même, offrir un caractère de plus grande uniformité. Il n'en est rien, malheureusement : le *spécialisme* est le fléau de la science médicale contemporaine ; l'envie exclusive de se distinguer, le besoin même qu'en éprouve tout jeune adepte d'Épidaure, lui font déserter la voie battue pour entrer dans les sentiers étroits et ardus de l'hypothèse et de la singularité.

Nous voudrions atteindre plus énergiquement encore ce mal qui a ses racines dans l'industrialisme moderne ; mais aujourd'hui que ce protée envahisseur assiége tous les abords de la saine raison, c'est à celle-ci, acte de courage, de se manifester par le langage du simple bon sens, et la vérité a autant d'embarras au sein des *spécialistes*, qu'un homme sensé parmi des masques. Mais ce courage, il faut l'avoir, au risque d'encourir des quolibets qui, en définitive, ne sont pas à mettre en balance avec l'intérêt de la science et le danger d'un pareil état intellectuel, s'il parvenait à se perpétuer. C'est une tentative de ce genre

que nous venons essayer dans cet opuscule; en lui
attribuant cette signification réelle, nous nous con-
solerons de ses défauts qui sans doute sont grands :
mais nous nous estimerions encore trop heureux,
si nous pouvions déterminer enfin la ligue de
l'*honnêteté* et de la *conscience*, contre la *mauvaise
foi* et le *charlatanisme*.

Puisque nous avons à traiter la question des maladies de l'utérus, cherchons-en d'abord les causes
les plus probables, suivons le mal en son développement; éclairons-nous de tout ce qui peut confirmer la vérité, non-seulement aux yeux des hommes
de la science, mais encore à ceux de tous les gens
sensés et réfléchis.

Jamais les maladies de l'utérus n'ont été aussi
nombreuses qu'en ce moment, et jamais on n'a
tant pris à tâche, en portant dans l'âme des femmes
mille élémens de soucis, de tourmenter leur pu-
deur (1). Inspirer la crainte de maux imaginaires,

(1) Nous devons, à ce propos, signaler à l'attention du médecin la sage réserve de l'auteur du *Traité pratique d'accouche-
mens*, récemment publié chez J. B. Baillière, et dont le succès
dépasse toutes les espérances. Dès son entrée dans la carrière,
ce praticien distingué a compris que l'accoucheur ne pouvait
être que le ministre de la nature. En effet, dans cette pratique,
qui intéresse à un si haut point la santé des femmes dans le pré-
sent et dans l'avenir, n'agir qu'en temps opportun, c'est épier,
pour ainsi dire, le moment où la nature organique se révolte contre ses lois les plus naturelles.

pour débiter leurs remèdes extravagans, telle a été
la tactique des charlatans de toutes les époques :
et l'on reste confondu, quand on voit combien ce
piége vulgaire et grossier a pris de dupes, ou pour
mieux dire de victimes. Certes, il viendra un temps
où la postérité féminine rougira des excès de sou-
mission, de craintes puériles, et de confiance
aveugle de celle qui l'aura devancée.

Il est donc urgent de signaler ici avec bonne foi
les causes de la fréquence des lésions fonctionnelles
et organiques de la matrice. Je nomme ici l'organe
avec la vulgarité de l'expression ; car les femmes
en parlent maintenant comme si elles désignaient
le pied ou la main ; ce nom, jadis si rarement employé hors de la science, ne fait plus rougir l'être
le plus pudibond ; le médecin seul a quelquefois
honte de le prononcer, le mot *utérus* lui paraît plus
honnête, plus savant, et plus convenable.

Nous ignorons si, au xvi⁰ siècle, les femmes souf-
fraient de ces affections ; mais nous savons que sous
le règne de Louis XIII, elles, portaient déjà ajuste-
mens et corsets à longue taille ; toutefois elles se
serraient moins, et ce n'est que dans le siècle suivant qu'elles commencèrent à se transformer en
véritables poupées. Depuis lors, cette mode perni-
cieuse n'a fait qu'exagérer encore sa dangereuse
extravagance. On peut déjà prévoir nos attaques
contre cette funeste manière de se vêtir ; beaucoup

avant nous, l'ont généralement blâmée, mais sans
y attacher l'importance que nous allons nous ef-
forcer de faire ressortir, et qui est telle, à nos
yeux, qu'on doit lui attribuer la majeure partie des
affections utérines. Car, *à priori*, on conçoit facilement quel désordre doit résulter de cet emprison-
nement dans un étroit cachot, de ce froissement
continuel de tant d'organes que la nature a voulu
rendre libres.

Oui, il faut le répéter, là est l'origine des nombreuses altérations de l'utérus, de cet organe dont
un médecin célèbre a dit que c'était un petit animal
dans un grand, et nous ajouterons, un animal doué
de la plus excessive sensibilité, de la plus irritante
sympathie ; qui, dans toutes les conditions de la vie
physiologique, domine et pervertit, par ses réactions, la vie matérielle et la vie morale. N'est-il pas
souvent l'agent provocateur de névroses nombreuses qui cachent leur origine aux investigations
les mieux inspirées et les plus vigilantes? Si le célèbre auteur de la médecine physiologique eût pris,
chez les femmes, l'utérus pour centre des ori-
gines morbides, il en aurait fait surgir plus facilement la légion d'affections qu'il voulait rapporter
à une cause unique; car certes la matrice a plus
de sympathie que l'estomac, et sa suzeraineté vis-
à-vis de tous les autres organes de l'économie est
plus incontestable : mais il est vrai que la moitié

du genre humain ne possède pas cette source de tant de désordres.

Notre but, dans ce mémoire, n'est donc que d'insister sur une cause essentiellement favorable aux altérations de cet organe, et jusqu'ici généralement méconnue. Dès-lors, il serait hors de propos de faire étalage d'érudition, en mentionnant toutes les circonstances propices au développement de ces affections : tous les médecins les connaissent; des ouvrages lus et relus, enseignés et commentés mille fois, en donnent largement l'histoire : on en est même venu jusqu'à faire des élémens de cause, et à les combiner à l'instar des formules mathématiques, de manière à créer des causes nouvelles, prises tout-à-fait en dehors de l'observation; tant, dans notre siècle, le raisonnement a chassé la raison ! Et c'est justement parce que nous sommes pénétré de tout ceci, que nous sentons le besoin d'ajouter à ce qui est séculairement connu, une théorie étiologique dépouillée de cette nébuleuse poussière de la tradition, qui ôte aux intelligences positives le sentiment de ce qui est simple, de ce qui est vrai, de ce qui ressort enfin de la matérialité même du fait.

Ainsi, nous éviterons de rappeler toutes les causes qui frappent médiatement ou immédiatement l'organe utérin. Ces causes sont nombreuses, puissantes, et difficiles à vaincre; elles sont mécaniques, pathologiques, virulentes. C'est dans les ouvrages *ex professo*, qu'une nosographie complète en serait justifiée : nous ne voulons ici qu'élargir le cadre, y ajouter une page de plus; et, dans cette page, le point que nous chercherons à élucider nous a semblé trop important pour ne pas faire l'objet d'une publication.

La matrice, chacun le sait, domine la vie de la femme pendant les deux tiers de sa durée : centre de la conception, elle cumule de nombreuses actions physiologiques, qui la rendent susceptible de se modifier dans sa nature essentielle, de s'altérer dans ses fonctions, et de dégénérer, lorsqu'elle est soumise à des influences anormales.

La matrice, contenue dans l'hypogastre, est refoulée, l'abdomen est lui-même comprimé, rétréci et abaissé dans la partie déclive du bas-ventre, quand la femme est habillée dans les conditions ordinaires : mais elle est bien autrement refoulée quand la femme porte un corset qui vient s'appuyer sur les hanches et étreindre les lombes; quand enfin ce corset oppose au renflement intestinal une force de répulsion considérable : l'abdomen ne sachant plus où se placer, cède; il attire à lui les organes voisins, et s'emprisonne dans la région sacrée postérieure gauche, en s'appuyant sur une partie du rectum. Les intestins se trouvent donc resserrés dans un petit espace. Ne parlons pas ici du danger de ce malaise intestinal : mais la vessie pèse sur la matrice, et l'organe utérin est étouffé dans une étroite prison. Cette sorte d'étranglement amène la congestion ; le sang frappe d'hyperhémie le tissu de la matrice et de ses annexes, et de là de nombreuses causes qui rendent souffrans des organes dont la vie normale concourt tant à la santé générale. Quelle source intarissable d'affections graves que cette gêne perpétuelle dans la manifestation des lois physiologiques de viscères aussi importans ! Ainsi repoussée, écrasée, la matrice cherche à se placer, en portant son col en arrière ou en avant : en arrière, celui-ci vient presser le rectum et rendre la défécation négative ; car les muscles abdominaux s'essaient en vain sur l'organe de cette fonction, et c'est la matrice qui, seule, supporte tous leurs efforts, ce qui ajoute encore aux conditions morbides dans lesquelles se trouve ce viscère. Les matières fécales s'arrêtent dans le rectum, y séjournent, s'y accumulent, se durcissent, et viennent exercer contre le museau de tanche ou le col, et même quelquefois contre le corps de la matrice, une action contuse, pressante ou rugueuse, capable d'offenser le tissu utérin si délicat. N'allons pas chercher ailleurs des causes considérables et fréquentes de morbificité ; elles s'y multiplient, se procréent, se confusionnent, tant elles peuvent devenir nombreuses et insaisissables dans

4.

leur nature. Ainsi placé, l'utérus exerce une trac-
tion forte sur ses ligamens larges ; les chapelets
ovariques prennent part à cet état souffrant; les
vaisseaux hémorrhoïdaux se fluxionnent ; et bientôt des lésions graves s'annoncent par un écoulement séro - muqueux, quelquefois sanguinolent,
qu'une turgescence anale a fait appeler *hémor-
rhoïdes*. Des douleurs excessives se font sentir, et
des symptômes de névrose et de névralgie semblent être les précurseurs d'affections plus graves
encore.

On reconnaît l'utérus abaissé, déplacé, au simple
toucher. Une affection catarrhale est la suite de
ces conditions anormales; elle s'explique naturel-
lement par le frottement exercé sur le vagin, sur
le rectum et sur l'os sacrum; de même qu'on y
reconnaît l'origine de cette gêne, de cette pesan-
teur incessante, éprouvées dans la marche, et de
l'excessive douleur qu'elle produit dans certains
cas donnés, comme pendant l'exercice du cheval,
ou dans une voiture mal suspendue. Le symptôme
absolu et permanent est un sentiment d'occupation
éprouvée vers la région sacro-lombaire qui devient
quelquefois un sentiment expulsif et de lourdeur;
d'où il résulte des lassitudes dans les cuisses, et
des malaises dans toute l'étendue des membres in-
férieurs. Cette situation amène de vives douleurs
précédemment au flux mensuel, dont l'augmen-

tation ou la diminution sont relatives, quoiqu'il soit habituellement réglé.

Dans ces circonstances, le toucher ne suffit plus au diagnostic, l'application du spéculum devient indispensable; et s'il est bien placé (1), il permettra de reconnaître toutes les altérations du museau de tanche et du col utérin ; mais souvent le corps de la matrice est seul accessible à la vue. Au moyen du spéculum, on constate les lésions matérielles, les érosions, les bourgeons, les gerçures, les ulcérations, les rugosités squirrheuses : pour ce qu'il ne peut faire découvrir, le doigt y supplée : d'ailleurs l'homme pratique se rend compte *à priori* des lésions qui peuvent siéger sur un organe si facile à s'altérer.

Quelques restrictions que nous nous soyons imposées dans cette question, nous ne nous sommes pas dissimulé son ampleur au point de vue étiologique, pathologique et thérapeutique; nous ne

(1) L'introduction du spéculum plein refoule le sang, congestionne artificiellement le col, le museau, et les derniers plis du vagin : l'aspect en devient violet; il y a vultuosité profonde de l'utérus; le museau se porte en avant, et offre un gonflement d'un rouge brun mamelonné, fluctuant et œdémateux au toucher. C'est sur ces prétendus désordres que la main qui brûle vient exercer ses ravages, et nous avons observé que de brûlure en brûlure, on arrivait à ulcérer et à ramollir la muqueuse au point de produire, de proche en proche, la désorganisation.

saurions trop le répéter, nous n'avons voulu qu'in-
troduire dans sa solution un élément dont la portée
nous paraît éminente, quelque simple qu'il soit;
c'est-à-dire que, pour nous, la question est circon-
scrite dans la recherche des conditions nuisibles
aux fonctions de l'utérus, et des aberrations que
cet organe fait éprouver à l'économie générale,
quand mécaniquement il est chagriné.

Nous croyons avoir rempli notre but sous les
rapports étiologique et pathologique. Examinons
maintenant quelles indications nous fournira la
thérapeutique.

La première et la plus importante, dans le cas
d'abaissement de l'organe, c'est de le relever. Il
faut donc se hâter d'y obéir, non par un pessaire,
quelle qu'en soit l'espèce, mais au moyen d'une
ceinture bien disposée pour presser le ventre de bas
en haut : en attirant ainsi les viscères voisins de
l'utérus, vous ramenez celui-ci en avant, et le re-
levez de façon à ne plus lui laisser de contact soit
avec le rectum, soit avec le sacrum, soit enfin avec
la partie profonde du vagin : car, ainsi invaginé, le
col utérin se gonfle, se ventouse en quelque sorte, et
produit dans cette partie utéro-vaginale, une fluxion
très pénible; si le cas est un refoulement dans le
rectum, on devine ce que le corps ou le col utérin
doit éprouver quand cet intestin est plein de
matière fécale, dure, inégale, anguleuse; et quand

a lieu la défécation, l'utérus, comme nous l'avons déjà dit, court constamment le risque d'être offensé. Toutes ces causes, déjà énoncées, agissant contre des surfaces faciles à léser, on se rend facilement compte tout d'abord de l'excitation légère de la membrane muqueuse, de son irritation progressive, chronique, de son gonflement, de son endurcissement, de sa rugosité, de ses gerçures, de ses érosions, de ses bourgeons à aspérités dures, d'une affection catarrhale utérine et vaginale par la continuité de l'action morbide, des effets névralgiques; enfin plus tard des ulcérat ion et, probablement, des dégénérescences squirrheuses. Tel est le tableau fidèle que nous sommes à même de voir tous les jours. Examinons si toutes ces conditions morbides ont été bien jugées, si on les a étudiées analytiquement, si la thérapeutique offre des moyens curatifs différens pour chacune de ces lésions, si la spécialisation des causes ne crée pas elle-même les indications à suivre : et nous serons tout surpris de voir s'étendre outre mesure le cercle des médications les plus rationnelles.

Nous avons dit que la ceinture était la première chose à pourvoir, dès que l'abaissement est constaté. Il est peu de cas où il n'existe pas, et où par conséquent il faille exclure la ceinture du traitement : quelle que soit la nature de l'affection, on fera bien de l'adopter, à moins que l'inflammation de l'organe utérin n'interdise toute pression ; dans ce cas, le repos absolu, le décubitus horizontal seront prescrits de toute urgence. La ceinture doit être parfaitement combinée, bien appliquée sur les hanches pour y trouver un point d'appui, et soutenue sur le sacrum. Des sous-de-cuisses et un corset, qui la maintiennent en place, rendent son action tutrice et capable d'isoler en partie l'organe dont on veut éviter les contacts trop étroits.

La seconde indication à suivre est celle qui nécessite une rétraction par saisissement tonique ; elle prescrit les immersions dans l'eau froide, faites coup sur coup, et à plusieurs reprises ; l'usage des lavemens froids, très froids, même glacés, ainsi que des injections réfrigérantes vaginales.

Cette série de moyens suffit ordinairement à dissiper les malaises, les douleurs et les affections simples secondaires, sans qu'on ait besoin de recourir à des agens thérapeutiques plus énergiques.

Le second degré de l'affection utérine est le catarrhe plus ou moins fort, plus ou moins phlegmasique, plus ou moins général (eu égard seulement à l'appareil utéro-vaginal), et reconnaissant pour cause l'abaissement de l'organe. Dans ce cas, les topiques réfrigérans sont quelquefois nuisibles ; quelquefois il faut joindre au moyen suspenseur l'usage des émolliens, au-dehors comme au-dedans, et toujours à une température douce, non favorable à la réaction; souvent alors, il faut encore prescrire le repos et le *décubitus*, non sur le dos, mais aux deux tiers sur le côté droit. Le régime à l'intérieur obéit au motif qui indique la médication externe. Quelquefois on a l'heureuse occasion de tonifier le système général, à l'aide des toniques non excitans associés aux sédatifs, et d'imprimer une même action aux agens à injecter ou à appliquer : ce sont, pour les premiers, les préparations de quinquina, les balsamiques, le cachou, les fleurs de roses, etc., mêlés au besoin d'opiacés en quantité modérée; et pour les seconds, les sulfates de zinc, de cuivre, le nitrate d'argent, le sulfate d'alumine en solution, les décoctions astringentes de noix de galle, d'écorce de chêne, etc., etc.

Le troisième degré consiste en altérations légères du col ou de l'orifice utérin et du vagin, telles que les gerçures, les érosions, les aspérités, la rougeur ou la villosité muqueuse. On répond à ces diverses indications en portant sur les surfaces souffrantes ou lésées des agens modificateurs astringens, excitans ou résolutifs, en raison de l'effet qu'on doit produire ou de l'action plus ou moins active du liquide topique : telles sont les injections, ou applications à l'aide d'un pinceau, des solutions faibles de nitrate d'argent, de sous-sulfate d'alumine, de sous-acétate de plomb, de tanin, de nitrate acide de mercure.

Cette médication appliquée chaque jour, ou à des intervalles plus éloignés, suffit pour ramener les surfaces malades à leurs conditions normales. Et pourquoi n'en serait-il pas ainsi? La muqueuse labiale qui tapisse la bouche n'offre-t-elle pas des symptômes analogues à ceux que nous venons de décrire, et les mêmes moyens ne servent-ils pas à combattre efficacement les lésions des gencives, de la langue, des lèvres et de la gorge? Dans une science aussi peu constituée que l'est encore la médecine, pourquoi se priver volontairement d'une ressource aussi puissante que l'analogie, pour créer des entités diffuses, aussi fausses relativement à l'admirable *consensus* qui caractérise la machine humaine, que funestes dans leurs conséquences pathologiques.

Le quatrième degré de morbificité se traduit par des ulcérations superficielles, par des bourgeons agglomérés, par une porosité épaissie et douloureuse, et par un ramollissement considérable de la membrane muqueuse. La marche est alors pénible; les douleurs n'ont pas de trève; des élancemens se font sentir jusque dans la région anale; les cuisses, les mollets éprouvent une sorte de courbature lancinante. L'approche du flux mensuel est une époque de fortes douleurs : le sang coule avec peine tout d'abord; il arrive ensuite sous forme de pertes : l'hémorrhagie mensuelle se prolonge, et elle dégénère en écoulement puriforme et muqueux qui a peu d'interruption, car les organes sont dans une condition permanente d'irritation. Dans cette circonstance, la maladie n'affecte pas seulement l'organe utérin; la malade est sous l'empire d'un grand abattement, de craintes qui semblent se justifier : la réaction sympathique exerce une grande et fâcheuse influence sur tous les appareils que commande l'utérus, ou que réfléchit cet important organe.

Ici les indications sont graves et précises; la thérapeutique est mise en demeure de sortir des difficultés que présente la complication d'altérations idiopathiques et symptomatiques. Laissé à lui-même, le mal s'aggravera; il parcourra des mois, des années, sans augmenter la somme de ses manifestations pénibles, mais en altérant insidieusement et de proche en proche, les divers tissus anatomiques, et, sous l'empire d'une phlegmasie chronique, identifiera les points lésés dans une loi commune, non de destruction, mais de dégénérescence. A ce point, le médecin reconnaîtra avec amertume que la guérison est incertaine, difficile ou impossible.

Le médecin prévenu assez tôt pour apprécier les lésions diverses à leur début, doit se hâter de faire suivre un traitement; le seul rationnel est le traitement topique, si la malade jouit d'une bonne constitution, et si elle n'a rien à redouter d'une spécificité quelconque. Toutefois une médication interne destinée à combattre quelque prédominance lymphatique, sanguine ou bilieuse, ne peut qu'être convenablement appliquée.

L'état pathologique exprimé plus haut nécessite une médication active; et alors nous n'appelons plus actifs ces moyens astringens, résolutifs; il faut l'emploi d'agens qui modifient sans cautériser, à proprement parler, les surfaces lésées; qui y exercent une action assez forte pour créer une inflammation factice plus vive que celle qui préexiste, afin de ramener la normalité dans le tissu lésé. Dans beaucoup de cas, et surtout quand l'utérus ne livre pas passage au sang mensuel, la saignée plus ou moins fractionnée devient utile, quoique rarement elle soit de toute nécessité (1).

(1) Pendant long-temps on a abusé, et on abuse encore, de l'application directe des sangsues sur l'orifice utérin. De prime abord cette médication semble rationnelle, mais, en y réfléchissant bien, on voit que ce moyen thérapeutique a des résultats graves, que le bénéfice qu'il produit n'est que temporaire; qu'en agissant ainsi, on amène vers les vaisseaux de l'utérus, une fluxion, ou une congestion, ou enfin une hyperhémie; qu'on exerce sur les filets nerveux d'un organe très irritable une excitation qui n'a jamais d'heureux effets, et qui, par la suite, le frappe d'hypertrophie et de ramollissement. Les praticiens prudens ont toujours prescrit, dans les

Le nitrate d'argent en dissolution aqueuse, le nitrate acide de mercure dans les mêmes conditions, le sous-sulfate d'alumine calciné, le proto-chlorure de mercure lavé en poudre, introduits à l'aide d'un pinceau, peuvent, chacun étant mis en usage, produire des résultats absolument curatifs. Toutefois ces moyens seront appliqués, réitérés, et dirigés dans une raison relative aux besoins justifiés par l'appréciation rigoureuse des cas.

Dès qu'une application topique de la nature de celles dont il vient d'être question est faite, il est nécessaire, dans la plupart des cas, de plonger la malade dans un bain aqueux ou émollient, à une température tiède, de l'y laisser deux heures environ et plus, afin de modérer les effets passifs de l'action topique excitante. Souvent nous avons eu recours, dans les trois jours intercalaires, à des applications irritantes, à des moyens mucilagineux narcotiques, introduits au moyen d'un tampon de charpie fine et légère, de manière à mettre l'organe affecté en contact avec le topique sédatif.

Dès que les tissus altérés ne présentent plus qu'une surface également rouge et non épaissie, et que les gerçures, crevasses, granulations, ou bour-

cas analogues, des saignées plutôt révulsives que dérivatives.

Ce n'est pas davantage par des moyens fluxionnans que l'on rétablit les écoulemens périodiques ; c'est en ramenant la vie générale ou locale à ses conditions normales.

geons ne sont plus visibles à l'œil nu, on doit suspendre les moyens ci-préconisés, et se borner à l'usage des calmans et émolliens qui, combattant l'irritation phlegmasique et catarrhale deutero-pathique, ramènent vers l'état normal et les tissus altérés, et les excrétions viciées (1).

Dans les altérations de l'utérus, le symptôme le plus léger peut être étroitement lié au symptôme le plus grave; c'est la même cause qui engendre une légère altération, soit fonctionnelle soit organique, et qui, peu-à-peu, arrive à créer des lésions incurables. Nous avons établi six médications afin de mieux délimiter l'ordre des agens thérapeutiques à formuler. Avant d'aborder le cinquième degré, nous ferons remarquer qu'à mesure que le mal s'aggrave l'agent curatif devient sinon plus officiel, du moins plus énergique et plus héroïque.

Dans ce cinquième degré, nous ne verrons sur

(1) Dans les catarrhes utérins qu'entretient une douleur nerveuse incessante de la matrice, qui se fait sentir avec force sur les parties internes des grandes lèvres, l'application des moxas artificiels (pratiquée avec la potasse caustique écrasée) sur les parties latérales du pubis et sur la région sacrée, peut avoir des effets heureux.

Ces ulcérations artificielles permettent de temps en temps le pansement sédatif par l'hydrochlorate de morphine: on sait que cette préparation, ainsi que ses succédanés, ont l'avantage de diminuer essentiellement la sécrétion muqueuse catarrhale.

les surfaces altérées, qu'ulcérations, ramollissement, excroissances fibreuses, bourgeons polypeux,
indurations inégales, tissu crétiforme, végétations
spongieuses, etc. : rien, dans cet état, n'annonce
encore une dégénérescence de tissu squirrheux ou
carcinomateux; ce ne sont que des altérations pathologiques, sous la désertion partielle des lois physiologiques. Les tissus sont modifiés, altérés, hy-
pertrophiés, ramollis ou atrophiés. La vie y est
inégale : d'un côté, il y a engorgement, de l'autre,
dépression. Dans cette circonstance, la médecine
doit agir, soit en reprenant, soit en modifiant, soit
enfin en enlevant les tissus lésés, sans les laisser
passer à la désorganisation, premier pas vers la
transformation inorganique.

Si la localisation de ces élémens morbides ne
permet pas l'amputation ou l'extraction, il faut
agir avec patience et d'une manière fractionnée
en quelque sorte, c'est-à-dire ne pas attaquer une
large surface à-la-fois, afin d'éviter les réactions
énergiques sur la totalité de l'organe, doué alors
d'une telle vitalité qu'il attire à lui et avec excès
cette nervosité qui résiste aux moyens les plus propres à guérir la maladie principale, qui est un catarrhe violent, luttant par sa chronicité. Une névralgie, alimentée par la sensibilité de l'organe, rendrait
bien moins probable la guérison d'un mal qu'on
peut encore vaincre, en se faisant une idée nette de

sa nature et des moyens propres à le combattre.

Ainsi la cautérisation est, dans la série d'affections qui nous occupe, le remède nécessaire, urgent, capital; les inspirations heureuses des praticiens dicteront le choix des agens, et les règles à suivre pour faire le bien sans risque de créer un nouveau mal. C'est dans cette occasion qu'il faut faire précéder, accompagner, et suivre l'agent énergique destructeur, de tous les modérateurs sédatifs, calmans, émolliens, et anti-phlogistiques.

C'est dans le but d'agir vivement et avec énergie contre un mal qui bientôt prendrait une expression incurable, ou de guérison douteuse, que nous conseillons ici les caustiques actuels ou potentiels, le nitrate d'argent fondu, le nitrate acide de mercure, l'hydrochlorate d'antimoine, le fer rouge : tous les caustiques essentiellement actifs sont d'une application facile, et doivent être étudiés et choisis de préférence dans une infinité de cas. L'ulcération simple, non renflée sur ses bords, amollie, d'un aspect atonique, réclame la pierre infernale; les bourgeons grandement dessinés, durs, rugueux, doivent être touchés par le nitrate acide de mercure, agent caustique plus capable d'agir profondément : car, chacun le sait, le nitrate d'argent modère son action par la coagulation facile de la matière muqueuse et albumineuse; toutefois, le nitrate d'argent convient davantage quand il faut pénétrer dans le corps utérin, parce que son action est mieux limitée. L'hydrochlorate d'antimoine peut être prescrit dans les occasions où il y a des fongosités développées sur une grande surface : la facilité qu'on a à réduire sa vive action caustique par la présence d'une liqueur aqueuse ou séreuse, peut lui faire donner la préférence dans certains cas donnés, comme celui de polypes. L'application du fer rouge est susceptible de plus de succès sur des tissus végétés, expansifs, et facilement hémorrhagiques, comme sur ceux qui simulent les tumeurs érectiles (1).

(1) Nous ne laisserons pas échapper cette occasion de signaler les avantages de la méthode de cautérisation pratiquée par M. le chirurgien de Saint-Louis qui, non content de l'appliquer comme une heureuse médication, sait encore juger les cas où elle devient d'une nécessité rigoureuse. Tous les cas où le col utérin, son annexe et le vagin sont placés de manière, vus anatomiquement et physiologiquement, à exagérer les modifications, morbides ou non, des tissus muqueux: ainsi, la condition déclive, le contact mécanique, les obligations à remplir par l'appareil génito-utérin, la virtualisation outre mesure de ces tissus par les vicissitudes de la vie normale, les végétations, les polypes, les endurcissemens, les ramollissemens, les hyperhémies, enfin toutes les spécificités morbides qui s'y créent si facilement, sont tout autant de conditions qui exigent des besoins médicateurs en dehors des agens topiques potentiels. Car, tout le monde sait que ceux-ci, étant imbibés, agissent consécutivement sur les tissus non altérés, et qu'ils

La sixième série d'affections nous offre les lésions de tissus : l'organe utérin, dans les parties jugées à la vue et au toucher, se traduit par des altérations dégénérées, que la chirurgie vulnérante entreprend quelquefois de guérir; elle compte même de nombreux succès; mais il faut se défier des suites de ces difficiles opérations. On est peu avare de promesses, sous l'empire d'un génie qui ne croit rien impossible; trop souvent aussi on fait valoir le peu pour paraître quelque chose. La chirurgie a ses modes et sa concurrence : celui qui annonce beaucoup est suivi d'un autre qui assure davantage; et, d'exagération en exagération, on arrive ainsi à mettre en oubli des moyens thérapeutiques qui, mieux étudiés, et appliqués dans certaines conditions, réaliseraient les espérances qu'on peut fonder sur des données rationnelles et pratiques. En chirurgie l'opérateur ne disparaît pas assez sous le médecin; il vise trop à la grande opération, à l'opération difficile; car les résultats négatifs ne peuvent porter atteinte à sa dextérité; et cependant si le proverbe : « en tout il faut considérer la fin » est vrai, il l'est doublement dans le sujet qui nous occupe (1).

affectent la vie sans la détruire : conséquemment, on doit juger tous les avantages de la méthode de cautérisation actuelle.

(1) Naguère nous n'avons pas hésité à rendre un éclatant

Dans les lésions organiques dont quelques-unes justifient l'amputation, l'ablation, ou les excisions, nous croyons que la médecine peut, dans les cas d'incurabilité, offrir aux malades des secours bien entendus, en diminuant la somme des souffrances. Il est des circonstances où il est plus convenable, jusqu'à un certain point, de se borner à rester spectateur d'un désordre mortel, et d'administrer sagement des moyens appropriés, qu'il n'est louable de tenter des opérations qui, dans la plupart des cas, hâtent une terminaison fatale. En médecine, on ne sait pas à quel point l'espérance s'arrête : en chirurgie, les cas sont mieux définis, car la raison s'appuie sur des objets réels, tandis que le médecin n'a pour juger que des signes ou des symptômes. Qu'on n'aille pas penser, malgré cela, que nous ayons l'intention de condamner sans

hommage à certaines vérités que le chirurgien de la Pitié émettait sur les causes et les résultats des maladies de l'utérus. Depuis cette époque nous avons entendu ce savant chirurgien proclamer la nécessité d'être médecin pour exercer avec succès la chirurgie : c'était là une belle vérité pratique. Cette manifestation, hautement philosophique, ne s'est traduite jusqu'à ce jour que par un petit nombre de moyens thérapeutiques, trop exclusivement appliqués. En accordant toute la valeur possible à la saignée révulsive, aux bains gélatineux prolongés, à la ciguë et aux modificateurs topiques, nous n'en pensons pas moins que s'il existe des cas où ces moyens triomphent, il en est aussi qui les repoussent.

5.

exception les nécessités d'opérer ; nous avons été trop souvent témoin de succès inespérés dans ce genre pour être aussi exclusif dans notre opinion.

IV.

DE LA GOUTTE

ET DE SON TRAITEMENT SPÉCIFIQUE

PAR LES PRÉPARATIONS DE COLCHIQUE.

Depuis déjà plusieurs années, nous nous étions proposé de publier un mémoire sur les préparations de colchique et sur leurs propriétés anti-goutteuses. Des considérations étrangères à la science nous avaient jusqu'ici retenus ; et malgré que des expériences répétées, des faits curatifs aussi nombreux que positifs, nous permissent de donner à ce travail le double attrait de l'utilité et de la nouveauté, nous nous étions abstenus, peu soucieux d'entrer dans la lice des discussions médicales, où le raisonnement a si souvent bon marché de la raison. Il n'a fallu rien moins que les encouragemens de plusieurs médecins distingués pour vaincre nos scrupules, et nous faire enfin aborder cette dangereuse voie de la publicité.

Nous sera-t-il au moins permis de réclamer les bénéfices de cette abnégation, et en livrant à la critique nos opinions, et la forme dont elles sont revêtues, pouvons-nous espérer qu'on ne récusera pas les faits sur lesquels elles sont basées? En un mot, à défaut de talent, voudra-t-on bien accorder la bonne foi au médecin qui, par l'étendue et la variété de sa pratique, peut, à juste titre, se dire expérimenté sur tous les points de la thérapeutique.

Avant de parler de la spécificité du colchique contre la goutte, disons quelques mots de celle-ci, non sous forme de monographie (déjà trop souvent faite), ni pour citer à cet égard les opinions d'autrui, ce qui serait trop long et n'ajouterait d'ailleurs aucun élément nouveau à la discussion; mais pour faire ressortir quelques considérations qui nous sont propres sur la spécialité de cette maladie, et sur les caractères qui la différencient d'affections analogues et, par cela même, généralement confondues avec elle.

Si nos idées parviennent à obtenir quelque créance dans l'esprit des cliniciens, nous leur aurons sans doute rendu service, car nous aurons réuni les opinions les plus divergentes sur la nature essentielle de la goutte. Pour en juger, il suffit d'examiner ce qui se passe chaque année aux eaux de Vichy, rendez-vous général des goutteux. Deux médecins s'y disputent gravement sur les vertus des eaux; l'un n'y voit que cures merveilleuses, l'autre que mort certaine : ce qui prouve, *à priori*, qu'ils ont tort tous les deux. Hippocrate dit oui, Galien dit non : n'y aura-t-il donc jamais de milieu ? Il en faudrait un cependant ; car tant que chacun s'évertuera à étendre la nature sur le lit de Procuste de son système, il courra le risque de n'en avoir qu'un aspect mutilé et faux, et il fera passer une vérité sous un cortége d'entités absurdes et arbitraires, qui parviendront à la dissimuler, même à des yeux clairvoyans.

Ce vice prend sa source dans la répugnance qu'ont généralement les médecins à guérir sans savoir pourquoi ; chose d'autant plus singulière que la plupart des actions curatives certaines ne peuvent être parfaitement définies. Mais il en sera toujours ainsi, tant que le médecin ne prendra pas l'observation pour l'*ultima ratio* de la médecine. Sagement suivi, ce précepte mène à trouver d'accord des gens dont les discussions passionnées nuisent autant à l'efficacité réelle de l'art, qu'à sa considération auprès du public.

Ainsi, pour le cas qui nous occupe, certainement celui qui a remarqué que dans certaine goutte articulaire, les membranes sécrétaient des sels crayeux ou insolubles, a raison d'employer des modificateurs chimiques qui rendent ces sels solubles ; mais celui qui n'a, au contraire, vu qu'une névrosité erratique, n'a pas tort de préférer à ces eaux, si admirables dans le premier cas, des moyens curatifs plus sûrs et moins redoutables.

Voyons maintenant quels sont les caractères particuliers de la goutte.

La goutte fait ressentir une douleur vive, brûlante, déchirante, du dehors au-dedans, et plutôt dans les enveloppes externes que dans les cavités articulaires. Elle amène une tuméfaction pâlissant sous la pression et se réduisant, à la fin de l'accès, à un engorgement en quelque sorte étranglé. La percussion des cavités articulaires est loin d'être sensible comme dans l'arthrite rhumatismale (1).

Les accès de goutte aiguë sont fébriles ; dès qu'ils ont cessé, les phénomènes morbides généraux disparaissent ; les fonctions reprennent leur normalité. Les membranes synoviales souffrent dès-lors fort peu ; la forme inflammatoire n'y est qu'apparente ; elle est subordonnée à l'enflure qu'amène l'incessante douleur partielle ou générale des surfaces articu-

(1) On peut considérer, généralement, comme cause constitutionnelle de la goutte, le tempérament lymphatique. Là, en effet, la fibre est molle, le tissu cellulaire considérable ; le système osseux est peu volumineux, particulièrement dans les avant-bras et dans les mains ; celles-ci sont recouvertes d'une peau lisse, amincie, réfrigérée, et sous laquelle se croisent de petits vaisseaux maigres, anémiques. Les doigts sont déliés, la main est féminine. Dans ce tempérament goutteux, l'ascescence semble dominer les humeurs : il est évident que l'azote y est en moindre proportion que le carbone, ou que l'élément végétal prédomine sur le principe animal.

laires : l'expression est névralgique, l'aspect inflammatoire; mais cette inflammation n'a pas les
caractères ordinaires; ses phases sont rapides, et si
rapides, que dans beaucoup de cas les tissus n'en
paraissent nullement pervertis. Cependant il se présente quelquefois des lésions chez les goutteux;
mais elles ne tiennent qu'à une suite d'accès, à
une modification humorale, ou à l'habitude chronique qu'on a tolérée. Les métastases faciles justifient parfaitement l'opinion que nous émettons sur
la nature spéciale qui préside à la forme inflammatoire dans la goutte.

Depuis vingt-quatre ans que nous formulons le
colchique, des milliers de faits, soigneusement étudiés, sont venus, à nos yeux, constater l'efficacité
de ce remède, et nous rendre son action aussi sûre,
et peut-être plus encore, que celle de la quinine
dans les fièvres intermittentes. Comme tous les
spécifiques, celui-ci agit sur les centres nerveux;
c'est là qu'il reçoit sa destination, et s'irradie par
des conducteurs qui prennent, pour ainsi dire, de
l'organisme leur mot d'ordre. De même la quinine,
le tartre stibié, la strychnine, la morphine, etc.,
portent sur des conducteurs différens, des actions
médicatrices particulières.

Ces raisons nous ont déterminé à formuler magistralement toutes les préparations anti-goutteuses
du colchique, afin d'ajouter notre responsabilité à

celle de tant de médecins qui en prescrivent l'u-
sage; c'est en conduisant les cliniciens du doigt de
notre pratique, c'est en les mettant à même de bien
prescrire les produits de cette plante, qu'on pourra
débouter l'empirisme vulgaire ou mercantile qui
en a tiré de si honteux profits. L'efficacité de cette
plante contre la goutte n'est nullement contradic-
toire à ses admirables propriétés dans les hydropisies chroniques ou passives : mais celles-ci doivent rester étrangères à notre sujet.

Le colchique automnal, long-temps connu sous
le nom de tue-chien et de veilleuse, croît abon-
damment dans les lieux humides; sa racine est profondément enfoncée dans la terre, et son tube l'est
en partie; celui-ci est fort long, et partagé en six
divisions; les feuilles ne paraissent que d'un printemps à l'autre; leur forme est lancéolée et d'un
vert pur; on trouve au milieu d'elles la capsule sé-
minale. La fleur du colchique est charmante, les
pétales en sont d'un lilas à teinte légèrement vio-
lette : son odeur est forte, sa saveur est âcre et
brûlante. Toutes les parties de cette plante, mais
surtout les semences, contiennent de la vératrine.

On sait que le colchique est un poison violent :
les animaux succombent souvent à son usage. S'il
est arrivé que les résultats de son injection fussent
négatifs, c'est que les élémens de ce végétal n'é-
taient pas dans leurs conditions de virtualité; car il

est certaines époques où ses racines, sa fleur et ses feuilles ne jouissent pas des propriétés que la nature leur a dévolues.

Cette plante si vulgaire, si multipliée, si héroïque dans ses propriétés, bien que signalée depuis long-temps dans les ouvrages de matière médicale, n'est pas encore franchement entrée dans le domaine de la thérapeutique. Nos officines la livrent sous formes d'*extrait*, de *teinture*, de *vin*, et d'*oxymel*. Pour se rendre raison de la réserve avec laquelle on l'emploie dans la pratique, il faut considérer qu'à côté du bien qu'elle peut produire, elle peut donner lieu à des accidens terribles. Elle porte ses vertus les plus énergiques dans ses racines, ses bulbes, et dans ses semences; ses fleurs, ses feuilles et même son pollen, jouissent aussi d'une certaine action. L'empirisme industriel (en désignant par ces mots une maladie de la médecine qu'il serait peut-être convenable de qualifier ici plus énergiquement) a, sous diverses formes et sous divers noms, exploité les propriétés spéciales du colchique contre la goutte : j'aurai, à ce sujet, l'occasion d'examiner toutes ces compositions dites *anti-goutteuses*. Les préparations de colchique n'ont qu'une action spécifique temporaire; elles ont cela de commun avec les autres antidotes.

Ainsi que nous l'avons dit, toutes les parties de la plante sont douées d'une action assez vive, qui, généralement, est purgative, vomitive, diurétique; mais elles ont, à un degré remarquable, la propriété spécifique de combattre la goutte localisée articulairement. Il semble que cette action n'ait d'effet absolu que sur les membranes *fibro-séreuses* et *synoviales;* car nous avons remarqué que les préparations de colchique échouaient dans les névralgies goutteuses, dans le rhumatisme musculaire, dans la goutte dite vague ou erratique. Elles perdent aussi de leur action, quand elles ont vieilli dans les officines ; cela est plus particulier encore à la teinture des racines et des semences : la chimie doit en donner la raison.

Ces préparations sont administrées ordinairement par la voie de l'estomac : c'est la plus sûre, quand on a affaire à une constitution non altérée, et pouvant supporter les effets vomitifs et nauséeux. Dans le cas où le malade répugne à cette action, soit par une trop grande susceptibilité tempéramentaire, soit à cause d'une répulsion gastrique, la voie anale peut y suppléer parfaitement. Assez souvent nous avons employé le colchique en frictions, et par la voie ulcérative ; toutefois ces derniers modes d'administration sont incertains.

Les préparations de colchique dont on peut tirer un grand parti médicateur, sont, sans contredit, la poudre, la teinture, l'extrait, le vin, et le sirop, ou oxymel. La poudre se prépare avec la racine choisie, bien séchée et réduite à la consistance impalpable; il la faut conserver dans un vase bien bouché, à l'abri de la lumière et hors des atteintes de l'humidité. L'extrait doit être préparé par déplacement, afin de faire subir à ses principes constituans le moins de variations possibles. La teinture, suivant la Pharmacopée de Londres, de quatre parties de racines, menuement incisées, sur seize d'alcool à 22 degrés, doit être renouvelée au moins deux fois par mois; il en est de même pour la teinture de semences. Le vin de colchique est moins prompt à se détériorer; le sirop, préparé magistralement avec l'extrait, se conserve très long-temps : l'oxymel colchique, dont l'action énergique est modifiée, peut aussi se garder long-temps sans altération.

Nous l'avons dit, toutes ces préparations sont connues, mais elles sont rarement employées, surtout en France : en Angleterre, en Allemagne, et aux Indes, on en fait usage avec moins de retenue. Les médecins français redoutent encore d'administrer ces agens thérapeutiques, aussi actifs qu'énergiques; outre que leur foi n'est pas complète dans leur propriété curative, ils craignent les désordres graves qu'entraînerait une prescription malhabile, parce qu'elle n'a pas encore été assez étudiée, et se privent ainsi volontairement d'une série de médicamens capables de produire les effets les plus puissans et les plus heureux.

L'intoxication par les préparations de colchique est difficile à combattre; la vie du tissu nerveux rachidien y est pervertie; les organes placés sous sa dépendance cessent avec lui toute relation physiologique; chaque viscère attaqué a sa vie particulière compromise. Sous l'empire de cette rupture de relations sympathiques ou idiopathiques, la victime semble encore avoir quelques chances de guérison : vain espoir! Car c'est la division des effets toxiques, qui met ainsi aux prises la vie et la mort.

Les préparations de colchique doivent donc être placées au premier rang des remèdes héroïques contre la goutte. Elles fournissent encore à la thérapeutique des agens énergiques contre d'autres affections. La médecine clinique pourra en retirer d'heureux effets pour les épanchemens séreux dans les cavités splanchniques, et dans les tissus cellulaires. Nous n'hésitons donc pas à proclamer bien haut les vertus diurétiques, drastiques, et sudorifiques, du colchique, en ajoutant toutefois que ses effets ne sont certains qu'autant que le permet la dépendance étroite qui unit ces trois actions: car nous avons reconnu que l'action cutanée interdit l'action gastro-intestinale, et que l'action diurétique en agit de même envers les deux autres.

Mais l'action du colchique contre la goutte articulaire, et même contre l'arthrite rhumatismale, surtout celle dite goutteuse, tient du prodige ; et rien ne peut suffisamment expliquer, à nos yeux, la négligence qu'ont mise les médecins à étudier un remède aussi capital. C'est ce qui nous a engagé à venir aujourd'hui éclairer les praticiens sur l'usage héroïque d'une substance, à la vérité déjà exploitée, mais surtout gravement compromise par l'empirisme industriel. Les gouttes d'Arnold, l'élixir d'Askel, les pilules de Lartigue, le sirop de Boubaix, n'ont de vertu anti-goutteuse que celle que leur donne la présence de cette plante vénéneuse. Les propriétés du colchique sont connues aux Grandes-Indes ; les pharmacopées indiennes en prescrivent le pollen dans un vin généreux, pour combattre les accès de goutte. Quant à nous, depuis 24 ans, nous employons les produits de cette plante, et toujours avec succès.

Les préparations de colchique n'agissent pas préventivement, ou, autrement dit, ne sont pas prophylactiques, si la dose n'est pas de nature à surexciter certaines fonctions ; quand on les administre contre des accès de goutte, elles n'ont de vertu absolue qu'autant qu'elles donnent lieu à des évacuations : c'est par le nombre des garde-robes qu'on prononce sur la disparition de l'accès ; et le médecin peut *à priori* désigner l'heure où il

aura complétement disparu. N'est-il pas remarquable, en effet, de voir un goutteux immobile,
délirant de douleur, partir de son lit à la seconde
garderobe, et dédaigner le bâton dès que la cinquième est arrivée?

L'usage du colchique est passé de l'Inde en Angleterre, où l'empirisme en a fait l'objet d'une
spéculation fructueuse. Le besoin avide de l'or a
long-temps rendu discret le médicastre industriel
de la vieille Albion. La recette a aussi parcouru
l'Allemagne, et là, comme en France, elle a été signalée, essayée, mais avec peu de succès.

Nous pouvons affirmer être le premier, en France,
qui l'ayons formulée largement, et en ayons obtenu
des effets spécifiques absolus. Dans les maladies
goutteuses, sur un nombre immense de malades
traités avec les préparations de colchique, jamais
nous n'avons eu à nous repentir d'avoir employé
cette plante énergique. Il est juste de dire que
nous avons tenu compte, dans toutes les occasions,
des âges et des idiosyncrasies, des temps et des
lieux : toujours notre mode de la formuler a subi
les modifications que réclamait le sujet soumis à
son emploi (1). C'est ainsi que nous l'avons admi-

______

(1) Et, quelque violens qu'ils fussent, nous avons enlevé
les accès en trente-six heures au plus. Les accès de goutte, si
forts qu'ils soient, disparaissent comme les accès de fièvre.

nistré par la voie gastrique, concurremment avec la voie anale ; souvent celle-ci a suffi, en variant la dose, et agissant toujours suivant l'indication des organes avec lesquels le médicament devait se trou-ver en contact.

Quant aux voies endermiques et ulcératives, nous ne les avons occupées que concurremment. Quelque déterminée que soit l'action de ces préparations de colchique, il faut pourtant que le médecin s'appuie d'une sorte d'expérience qu'il aura acquise, soit par lui-même, soit par des faits qui se seront passés sous ses yeux ; car souvent ces préparations ont une énergie inquiétante ; le centre nerveux spinal paraît en souffrir beaucoup ; une réfrigération générale, accompagnée de sueur, avec face hippocratique, viennent jeter autour du malade, et dans l'âme du médecin inexpérimenté, un trouble qui ne sert qu'à accroître ce malaise grave. A cette scène, en quelque sorte improvisée par un remède qui a été administré sans discernement, ne tardent pas à succéder le calme et l'espérance : les boissons aromatiques acidulées, les applications alcooliques très chaudes le long du rachis, et les frictions abdominales, suffisent pour triompher de tels accidens.

Pour compléter notre étude du colchique automnal, il nous faut, après avoir parlé de ses caractères botaniques, de ses vertus spécifiques, et de la variété des agens thérapeutiques qu'il fournit, il nous faut, dis-je, traiter la question de l'action directe de ses produits magistraux et officinaux, et de la manière de les administrer; de la préférence qu'on peut accorder à chacun d'eux, dans certains cas donnés; et enfin, des précautions à prendre, eu égard aux tempéramens, constitutions, ou idiosyncrasies, et surtout aux diathèses fortement exprimées.

La préparation de colchique la plus sûre dans ses effets, la plus facile à administrer, celle dont on peut le mieux calculer les effets, est, sans contredit, la teinture de bulbes séchées. La dose de teinture à administrer est de 3 à 4 grammes de trois en trois heures, qu'on mêle dans une petite tasse d'infusion aromatique agréable, édulcorée fortement avec le sirop d'oranges ou de citrons. Pendant l'usage de ce remède, la diète absolue est obligatoire, car il produit assez souvent des nausées et des vomissemens, et dispose infailliblement à l'indigestion.

L'usage des boissons dans l'intervalle des prises est même en quelque sorte suspendu. Quand l'action du médicament semble devoir être énergique, cet intervalle est de quatre heures, et on les réduit au besoin, si les doses font éprouver un grand trouble dans l'économie. C'est en agissant avec toutes ces précautions qu'on peut, en toute sû-

reté, employer ce remède si actif. Répétons-
le, les doses peuvent être élevées comme elles
peuvent être réduites à une condition moindre :
toutefois, le résultat médicateur ne se réalise qu'a-
près des évacuations séro-pultacées assez nombreuses, ou d'abondantes urines, ou des sueurs copieuses; mais ce dernier effet est rare. Souvent,
dans notre pratique, pour modérer l'action vomitive, et déprimer la vie nerveuse de l'estomac, nous
ajoutons aux 16 grammes de la teinture de bulbes,
6 grammes de teinture de semences, faite aussi
d'après la règle citée plus haut. La vératrine in-
corporée, en pareil cas, réagit sur l'encéphale, et
rend l'estomac et l'intestin plus tolérans.

Quand l'estomac ne peut supporter cette préparation, nous la faisons administrer par la voie
anale sous forme d'injection, que le malade doit
garder, sans quoi point d'effet médicateur. On peut
doubler la dose par cette voie; et pour rendre son
séjour dans l'intestin rectum plus facile, on la mêle
à un véhicule doux, mucilagineux et dégourdi. Un
quart de ce lavement doit être pris de trois en trois
heures, ou de quatre en quatre heures. Dans ce
cas l'estomac, devenu la plupart du temps tolé-
rant, permet au malade des bouillons légers et des
boissons convenables, chauds ou froids.

Les résultats sont plus promptement obtenus
par la voie gastrique; cependant la voie intestinale

chez les sujets qui n'ont pas fait abus de lavemens, permet aussi de bons effets, sinon aussi considérables et aussi hâtifs, du moins aussi sûrs. Je connais un goutteux qui enlève ses accès par ce dernier moyen depuis une douzaine d'années. Il aurait renoncé il y a long-temps à ce spécifique, si cette manière de l'employer ne lui avait pas été proposée, tant il souffrait de l'ingestion du médicament dans l'estomac. Les injections n'ont jamais produit vers l'estomac cette fâcheuse impression; cet organe, si intolérant à l'action immédiate de cette substance, n'éprouve aucun effet de l'absorption intestinale, tant il est vrai que les remèdes ont non-seulement une action générale, mais bien aussi une action locale indépendante.

On peut à la rigueur se servir de la voie ulcérative : la surface d'un vésicatoire, la cavité d'un cautère, une plaie chronique, recevront l'extrait alcoolique de la racine de colchique, et même la poudre. Avouons pourtant que ce mode médicateur est incertain, car, dans cette circonstance, tout dépend d'une absorption plus ou moins facile. Quant à la méthode endermique, ses résultats sont tout aussi douteux. On se rend plus aisément compte d'un effet de cette nature, lorsqu'il ne s'agit que d'imprimer une action sur le système nerveux; ainsi la quinine dans les fièvres intermittentes, l'acide hydrocyanique dans les névroses rachidiennes, la strychnine dans les paralysies, le tartre stibié comme contre-stimulant, les préparations de morphine dans les névralgies, etc. — Mais les préparations de colchique doivent agir directement ou indirectement sur le canal gastro-intestinal, en procurant d'abondantes évacuations, et au moins des sueurs et des urines copieuses; c'est là le *sine quâ non* de cette médication anti-goutteuse. Toutefois, les effets des onctions d'huile de croton sur le ventre semblent combattre mes doutes. Cette exception n'est peut-être pas la seule; car, évidemment, les actions spécifiques sont tributaires de la vie nerveuse.

Il ne faut pas moins de réserve et de prudence dans la fixation des doses, pour la poudre de bulbes, d'autant plus que celle-ci peut offrir des caractères plus ou moins altérés, soit à cause d'une mauvaise dessiccation, soit pour avoir été récoltée hors de saison. La dose ordinaire est de 20 centigrammes, prise de trois heures en trois heures, dans quatre cuillerées à bouche de vin de Madère. Les observations signalées, pendant l'usage de la teinture, sont applicables à cette médication. Nous avons aussi administré l'extrait sous forme pilulaire. L'extrait alcoolique contenu dans 16 grammes de teinture étant de 60 centigrammes, 15 centigrammes pourront donc être administrés de quatre en quatre heures, en ayant le soin de faire boire par dessus chaque prise une tasse d'infusion chaude de fleurs de tilleul, sucrée à volonté. L'extrait acétique subira, comme l'extrait alcoolique, les observations applicables à son succédané. Les oxymels, les sirops, et toute autre forme, n'auront de propriétés, qu'autant qu'ils releveront de doses produites par toutes les parties du colchique.

Nous l'avons dit, les préparations de colchique sont pour la goutte ce que la quinine est pour les fièvres intermittentes. Quand la constitution goutteuse est bien établie, quand de nombreux accès ont eu lieu, et qu'ils ont pour ainsi dire acquis droit de domicile sur les articulations, l'on ne peut alors s'attendre qu'à une guérison temporaire. Contre une première affection goutteuse, on peut espérer guérison complète, si l'on attaque bien la diathèse. Si cette maladie n'a pas paru sous forme névralgique, l'usage des eaux de Vichy, les bains pris à la russe, les frictions générales, les végétaux amarescens, les purgations répétées de loin en loin, une nourriture moins succulente, des boissons moins excitantes, pourront la guérir; mais plus elle récidive, plus elle est difficile à vaincre, et plus elle tend à prendre un état chronique qui amène des altérations organiques, en prenant la constitution passive.

Il en est de la goutte comme de toutes les maladies : les moyens prophylactiques sont subordonnés à la constitution actuelle et tempéramentaire; et les prescriptions, faites dans un sens absolu, peuvent amener des conditions nuisibles. Si, après l'usage des préparations spécifiques dont nous venons de parler, nous ne cherchons pas à modifier hygiéniquement la constitution, la maladie, combattue victorieusement, réservera de nouvelles attaques pour l'avenir; et ces attaques, à mesure qu'elles se reproduiront, perdront le franc caractère primitif: de là, plus grande incertitude dans le lieu d'élection de la maladie: les accidens seront moins graves, l'intensité moins prononcée, mais aussi la mobilité sera consacrée, la forme erratique déclarée, — cette forme si difficile à vaincre, comme tous les ennemis qui échappent! Pour notre compte, dans ce cas nous agissons énergiquement vers les premiers lieux d'élection, afin de localiser de nouveau une fluxion très inflammatoire, et d'enchaîner cette maladie si évasive, qui va porter au loin des désordres graves (1). Terminons cet

(1) La goutte se déplace si facilement qu'un simple cataplasme laudanisé, ou l'application de quelques sangsues sur la région douloureuse, suffisent pour rendre le repos au malade. Mais il est quelquefois de bien peu de durée. Si malheureusement l'affection a déserté les articulations, on la voit bientôt déterminer des accidens graves, terribles, mortels, car elle est appelée par les viscères les plus essentiels à la vie. Si c'est le cerveau, il tarde peu à révéler une maladie incurable; si l'affection prend la forme de névrose, les principales

aperçu en disant, que si les petites doses sont infruc-
tueuses pour vaincre ou modifier les accès de goutte,
elles peuvent concourir avec d'autres moyens, à
préserver les goutteux de rechutes fréquentes, ou
d'accès très violens.

fonctions de la vie digestive ou sécrétionnelle tardent peu à
souffrir ; si c'est la forme névralgique accidentelle, une autre
série de maladies vient aussi punir l'imprudence de celui qui
s'est soumis à un traitement que la saine raison médicale
repousse.

A ce point de vue, les doctrines de la médecine physiologique ont décimé bien des malades jugés et traités sympto-
matiquement.

Aussi, qu'on emploie les préparations de colchique ou
non dans la goutte, nous insistons sur les applications rubé-
fiantes aux lieux affectés.

FIN.